Ratgeber Manisch-depressive Erkrankung

W0076128

Ratgeber zur Reihe Fortschritte der Psychotherapie
Band 27
Ratgeber Manisch-depressive Erkrankung
von Prof. Dr. Thomas D. Meyer und Prof. Dr. Martin Hautzinger

Herausgeber der Reihe:

Prof. Dr. Kurt Hahlweg, Prof. Dr. Martin Hautzinger,
Prof. Dr. Jürgen Margraf, Prof. Dr. Winfried Rief,
Prof. Dr. Dietmar Schulte, Prof. Dr. Dieter Vaitl

Begründer der Reihe:

Dietmar Schulte, Klaus Grawe, Kurt Hahlweg, Dieter Vaitl

Ratgeber Manisch-depressive Erkrankung

Informationen für Menschen
mit einer bipolaren Störung
und deren Angehörige

von Thomas D. Meyer
und Martin Hautzinger

HOGREFE

GÖTTINGEN · BERN · WIEN · PARIS · OXFORD
PRAG · TORONTO · BOSTON · AMSTERDAM
KOPENHAGEN · STOCKHOLM · FLORENZ

Prof. Dr. Thomas D. Meyer, geb. 1968. Seit 2006 Senior Lecturer in Clinical Psychology an der Newcastle University, Großbritannien.

Prof. Dr. Martin Hautzinger, geb. 1950. Seit Oktober 1996 Ordinarius für Psychologie und Leiter der Abteilung Klinische Psychologie und Psychotherapie am Psychologischen Institut der Universität Tübingen.

Wichtiger Hinweis: Der Verlag hat für die Wiedergabe aller in diesem Buch enthaltenen Informationen (Programme, Verfahren, Mengen, Dosierungen, Applikationen etc.) mit Autoren bzw. Herausgebern große Mühe darauf verwandt, diese Angaben genau entsprechend dem Wissensstand bei Fertigstellung des Werkes abzudrucken. Trotz sorgfältiger Manuskriptherstellung und Korrektur des Satzes können Fehler nicht ganz ausgeschlossen werden. Autoren bzw. Herausgeber und Verlag übernehmen infolgedessen keine Verantwortung und keine daraus folgende oder sonstige Haftung, die auf irgendeine Art aus der Benutzung der in dem Werk enthaltenen Informationen oder Teilen davon entsteht. Geschützte Warennamen (Warenzeichen) werden nicht besonders kenntlich gemacht. Aus dem Fehlen eines solchen Hinweises kann also nicht geschlossen werden, dass es sich um einen freien Warennamen handelt.

Bibliografische Information der Deutschen Nationalbibliothek

Die Deutsche Nationalbibliothek verzeichnet diese Publikation in der Deutschen Nationalbibliografie; detaillierte bibliografische Daten sind im Internet über http://dnb.dnb.de abrufbar.

© 2013 Hogrefe Verlag GmbH & Co. KG
Göttingen · Bern · Wien · Paris · Oxford · Prag · Toronto · Boston
Amsterdam · Kopenhagen · Stockholm · Florenz
Merkelstraße 3, 37085 Göttingen

http://www.hogrefe.de
Aktuelle Informationen · Weitere Titel zum Thema · Ergänzende Materialien

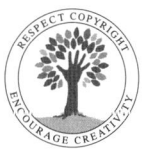
Umschlagabbildung: © mario beauregard – Fotolia.com
Satz: ARThür Grafik-Design & Kunst, Weimar
Gesamtherstellung: AZ Druck und Datentechnik, Kempten
Printed in Germany
Auf säurefreiem Papier gedruckt

ISBN 978-3-8017-2519-8

Inhaltsverzeichnis

Vorwort

Wenn Sie dieses Buch interessiert, dann wurde möglicherweise bei einem nahen Angehörigen, Ihrem Partner, einem Freund oder einer Freundin oder bei Ihnen selbst die Diagnose „manisch-depressive Psychose", „Zyklothymie" oder „bipolare (affektive) Störung" gestellt. Vielleicht haben Sie aber auch nur den Verdacht, dass es so sein könnte.

Sofort tauchen dabei Fragen und Gedanken auf: Warum? Warum ich? Bin ich jetzt „verrückt" oder „wahnsinnig"? Wie geht es jetzt weiter? Was kann ich tun? Was bedeutet die Krankheit für meine Kinder, meine Familie, meine Arbeit und meinen Freundeskreis? Ist die Erkrankung die Folge eines schlechten Charakters? Vielleicht fühlen Sie sich auch wütend, traurig, verzweifelt, hilf- und hoffnungslos?

Viele Betroffene und deren Angehörige empfinden und denken so. Sie fühlen sich stigmatisiert und denken, sie ständen mit diesem Problem allein da. Dies ist jedoch falsch. Viele Menschen werden mit dieser Krankheit konfrontiert. Betrachtet man alle Formen und Schweregrade dieser Krankheit, dann sind davon 4 bis 5 % der Bevölkerung, also etwa 4 Millionen Menschen in Deutschland bzw. 12 bis 15 Millionen Menschen in Europa betroffen. Es gibt auch einige bekannte Persönlichkeiten, die von der Störung betroffen waren, beispielsweise Vincent van Gogh, Otto von Bismarck, Ernest Hemingway, Robert Schumann, Georges Danton, Charles Dickens, Honore Balzac und Winston Churchill.

Erfreulicherweise gibt es heute wirksame medikamentöse und psychotherapeutische Behandlungen. Diese helfen, die Stimmung und den Antrieb zu stabilisieren. Psychologische Maßnahmen ermöglichen außerdem den Aufbau zusätzlicher Fertigkeiten, die es Ihnen als Betroffenen – aber auch Ihren Angehörigen, Partnern und Freunden – erleichtern, mit dieser Krankheit zu leben und ein zufriedenes und erfülltes Leben zu führen. Ganz egal, ob bei Ihnen selbst oder jemand anderem die Diagnose bereits gestellt wurde oder ob Sie befürchten, dass Sie oder eine andere Person, die Ihnen nahe steht, von dieser Erkrankung betroffen sein könnte, dieses Buch wird Ihnen helfen. Es wird Ihnen helfen, die Krankheit besser zu verstehen. Es soll Ihnen Informationen und den aktuellen Stand des Wissens in verständlicher Form nahe bringen. Nicht zuletzt soll es Ihnen Unterstützung und Anregungen bieten, was Sie selbst tun können. Sie können mit diesem Buch aber auch ergänzend zu einer ärztlich-psychiatrischen und psychologischen Behandlung arbeiten, oder es kann Ihnen hoffentlich dabei helfen, zu entscheiden, ob Sie zusätzlich eine fachärztliche und psychologische Abklärung und Behandlung aufsuchen sollten.

Es liegt auf der Hand, dass dieses Buch keine professionelle ärztliche oder psychologische Behandlung bzw. eine Psychotherapie ersetzen kann. Auch kann es Ihnen nicht abnehmen, sich mit der Erkrankung auseinanderzusetzen und aktiv Schritte zu unternehmen, um etwas zu ändern. Der Ratgeber kann Ihnen jedoch dabei helfen, mehr über die Erkrankung zu erfahren; und je mehr Sie über die Problematik wissen, desto besser können Sie mit der bipolar affektiven Erkrankung umgehen und leben.

Mehr über diese Krankheit zu erfahren, kann auch für Angehörige, Partner und Freunde wichtig sein. Wenn Betroffene beispielsweise mit anderen Personen sprechen und diesen mitteilen, dass der Arzt ihnen Lithium oder ein anderes Medikament verordnet hat, kann es vorkommen, dass diese sich besorgt zeigen oder mit Äußerungen wie „Ist nicht jeder ein bisschen manisch-depressiv?" oder „Du warst nur überarbeitet" reagieren. Vielleicht haben auch Sie als Betroffener, Partner oder Angehöriger solche Äußerungen von Dritten schon einmal gehört. Solche Äußerungen können sehr verunsichern. Und nur wer gut genug informiert ist, wird mit solchen Äußerungen richtig umgehen und diese korrigieren können.

Akute manische und depressive Episoden bedürfen auf jeden Fall der Behandlung. Dennoch ist das vorrangige Ziel bzw. liegt der Schwerpunkt der Behandlung auf der Vorbeugung von Rückfällen, sog. Rezidiven. Diese phasenprophylaktische Behandlung, wie sie in Fachkreisen genannt wird, ist deshalb keine Angelegenheit von wenigen Wochen, sondern eine Aufgabe von Jahren.

Newcastle und Tübingen, April 2013   *Thomas D. Meyer* und *Martin Hautzinger*

1 Bipolare Störung – Was ist damit gemeint?

1.1 Was ist eine manisch-depressive bzw. bipolare Störung?

Wenn man in Lehrbüchern nachschlägt oder im Internet recherchiert, entsteht der Eindruck, es sei ganz einfach, die Diagnose einer manisch-depressiven Störung zu stellen. Hochphasen (Manien) und Tiefphasen (Depressionen) sollten doch eindeutig feststellbar sein, so dass die Diagnose unmittelbar klar werden müsste. Aber dem ist nicht so. Dies spiegelt sich, wie die folgenden Beispiele zeigen, auch darin wider, dass zwischen dem Zeitpunkt des Auftretens von ersten depressiven und manischen Symptomen und der richtigen Diagnose sowie einer angemessenen Behandlung im Durchschnitt mehrere Jahre vergehen.

Beispiel:

J. (23, Student) erzählt: „Ich war ein ganz normaler Kerl. Während der Schule lief alles glatt. Ich hatte immer wieder Phasen, in denen ich lustlos und müde war, doch die wurden ausgeglichen, da es auch Zeiten gab, in denen mir alles leichter fiel. In den guten Phasen war ich gut drauf, viel unterwegs, bekam dennoch alles mit, lernte leichter, kam mit den anderen viel besser zurecht und war im Unterricht, selbst in meinen schwachen Fächern, beteiligt. In den Tiefs war alles anders; ich kam morgens kaum aus dem Bett, verschlief den halben Tag, schleppte mich in die Schule, zog mich zurück, wollte mit niemandem etwas zu tun haben und begriff im Unterricht wenig. Lernen war anstrengend. Alles dauerte ewig. Niemand ahnte, was da mit mir los war. Ich selbst wusste so ab 14, dass etwas im Busch war."

Erst Jahre später, während eines Praktikums in einem Betrieb, wurde J. so offensichtlich „überdreht", dass J. vom Vorgesetzten in eine Klinik gebracht wurde.

K. (31) berichtet, dass sie von ihren Bekannten und Partnern immer als „stimmungslabil", als „himmelhoch jauchzend – zu Tode betrübt" wahrgenommen wurde. Mehr als eine Freundschaft zerbrach daran. K. gibt zu, dass sie das mitbekam, doch „die ausgeflippten Phasen mit viel Energie, sprudelnden Ideen und einem mehr oder weniger nicht vorhandenen Bedürfnis nach Schlaf gehören einfach zu kreativen Personen". Erst ein Selbstmordversuch vor ein paar Jahren, während einer Tiefphase, führte dazu, dass sie die Diagnose „bipolare Störung" erfuhr.

Wie kann es passieren, dass oft Jahre vergehen, bis die Erkrankung erkannt wird? Zum Teil liegt es daran, dass die Beschwerden und Auffälligkeiten (Symptome) sehr unterschiedlich sein können. Gefühle, wie Ärger, Frustration, Freude oder Niedergeschlagenheit, gehören zu unseren täglichen Erfahrungen und stellen ganz normale Reaktionen dar, die zum Teil durch bestimmte Ereignisse und Situationen ausgelöst werden. Manchmal können sie aber auch losgelöst von bestimmten Erlebnissen auftreten (z.B. morgens schlecht gelaunt aufwachen, ohne Schlaf gut drauf sein). Jeder kennt von sich selbst auch sogenannte Hochs und Tiefs in der Stimmung. Bei bipolar affektiven bzw. manisch-depressiven Störungen handelt es sich um Erkrankungen, bei denen Stimmungsschwankungen stark ausgeprägt sind und die Stimmungsumschwünge scheinbar völlig unabhängig von Ereignissen auftreten. Diese Schwankungen in der Stimmung beeinflussen die Gedanken, die Gefühle, das Verhalten und die Fähigkeit, mit dem Alltag zurechtzukommen. Diese Tatsache, dass die Erkrankungen nicht nur Veränderungen in der Stimmung umfassen, ist auch der Grund dafür, warum für die Diagnose einer manisch-depressiven Störung die Stimmungsschwankungen allein nicht ausreichen, sondern weitere Merkmale hinzukommen müssen, z.B. Veränderungen im Appetit, im Selbstbild und im Denken.

Die Betroffenen, die Angehörigen oder auch der Arzt nehmen erfahrungsgemäß dieselben Auffälligkeiten (Symptome, Beschwerden) unterschiedlich wahr. Das Problem ist, dass sich aus diesen unterschiedlichen Vorstellungen über die Auffälligkeiten sehr unterschiedliche Konsequenzen für den Umgang mit der Situation ergeben. Diese unterschiedlichen Sichtweisen und Vorstellungen kommen durch folgende Phänomene zustande:

1. Wir alle neigen im Alltag generell dazu, unser eigenes Verhalten vor allem als situationsbedingt bzw. als Reaktion auf eine konkrete Situation zu interpretieren. Umgekehrt interpretieren wir das Verhalten und die Reaktionen anderer Personen oft als Ausdruck der Persönlichkeit bzw. des Charakters des Gegenübers. Was dazu führt, dass wir dazu neigen, eher stabile, überdauernde Faktoren in der Person als Ursache für das konkrete Verhalten heranzuziehen. Genau dies kann natürlich auch dann passieren, wenn es sich um manische oder depressive Symptome handelt.

2. Stimmungslagen sind für andere nicht immer ersichtlich oder beobachtbar. Auch im Alltag können wir nicht immer mit Sicherheit einschätzen, wie es dem Gegenüber geht. Sie selbst werden vermutlich wissen, wie Ihre Stimmung gerade ist. Genau umgekehrt ist es beim Verhalten. Während wir uns eventuell nicht in jedem Moment unseres Verhaltens über dessen Einfluss auf andere bewusst sind, ist unser Verhalten für andere immer ersichtlich und führt zu entsprechenden Reaktionen. Da die manisch-depressive Störung vor allem durch Veränderungen der Stimmung und im Verhalten charakterisiert ist, wird schnell ersichtlich, wie unterschiedlich auch hier Interpretationen ausfallen können.

Es ist folglich für Betroffene schwer, Stimmungs- und Verhaltensänderungen als Anzeichen für eine psychische Erkrankung zu sehen. Ebenso ist es auch für Angehörige und Bekannte nicht einfach, das Verhalten des Betroffenen, das während einer manischen oder depressiven Phase auftritt, als Anzeichen einer psychischen Erkrankung zu erkennen und nicht als Ausdruck des Charakters zu werten.

Dagegen sind Fachleute wie Ärzte und Psychologen darin geschult, ein bestimmtes Muster von Verhaltensweisen, Reaktionen und Auffälligkeiten, die über eine bestimmte Zeit vorhanden sind, zu erkennen. Sie haben daher den Vorteil, beurteilen zu können, ob eine bipolar affektive Störung vorliegt oder nicht.

1.2 Wie können depressive und manische Episoden diagnostiziert werden?

Umgangssprachlich reden wir gerne von Hochs und Tiefs. Diese wollen wir hier nun genauer betrachten. Beginnen wir damit, zu beschreiben, was man heute unter einer Depression bzw. einer depressiven Phase versteht.

Nicht jedes Gefühl von Niedergeschlagenheit oder Traurigkeit wird als Anzeichen für eine Depression gewertet. Hinzukommen müssen weitere Aspekte, wie die zeitliche Dauer der Niedergeschlagenheit, der Verlust von Interessen, Antriebsmangel, Energielosigkeit sowie zusätzliche Anzeichen, wie z. B. Schlafstörungen, Veränderungen des Appetits oder des Essverhaltens.

Eine *depressive Phase* kann sich im Erleben des Einzelnen sehr unterschiedlich ausdrücken. Im folgenden Kasten sind die Symptome aufgelistet, auf die Fachleute achten, wenn es darum geht, die Diagnose einer Depression zu stellen.

Symptome einer depressiven Episode:

Von einer klinisch ausgeprägten depressiven Episode spricht man, wenn einige der folgenden Symptome für mindestens *zwei Wochen* gleichzeitig vorhanden sind. Die Symptome sind ausgeprägt, stellen eine deutliche Veränderung vom gewöhnlichen Zustand der Person dar und führen zu Beeinträchtigungen im Alltag, im Beruf, in der Schule oder auch in Beziehungen:

1. Traurigkeit, Niedergeschlagenheit, Deprimiertheit, Leere oder Hoffnungslosigkeit.
2. Verlust des Interesses an Dingen, die einem normalerweise Spaß machen.
3. Energie-, Kraft- bzw. Antriebslosigkeit.

Sofern 2 der Symptome vorhanden sind, müssen *mindestens 2* weitere der folgenden Auffälligkeiten dazukommen:

4. Schlafschwierigkeiten, insbesondere Probleme beim Durchschlafen (frühmorgendliches Erwachen; übermäßiges Schlafen kann aber auch auftreten).
5. Appetitverlust oder -steigerung, kaum Hunger verspüren.
6. Konzentrationsprobleme.
7. Entscheidungsschwierigkeiten.
8. Schuldgefühle, Gefühl von Wertlosigkeit, Selbstvorwürfe oder starke Selbstzweifel.
9. Gefühl von Verlangsamung des eigenen Denkens, des Sprechens oder von Bewegungen. Umgekehrt kann man sich so unruhig fühlen,

---

dass man kaum still sitzen kann. Diese Veränderungen müssen von anderen bemerkt werden.
10. Gedanken an den Tod, nicht mehr leben zu wollen oder an Selbstmord.

Eine *manische Episode* beginnt oft mit einem angenehmen Gefühl von vermehrter Energie, größerem Einfallsreichtum und mit einem stärkeren Bedürfnis nach sozialen Kontakten und Geselligkeit und einem insgesamt intensiveren Erleben. Auf andere Personen kann die ungewöhnlich gute oder aufgekratzte Stimmung durchaus ansteckend wirken, zumindest am Anfang. Angehörige und Freunde empfinden das Verhalten jedoch ziemlich schnell als „völlig überzogen" und manchmal auch fremd. Vor allem wenn schon wiederholt manische Episoden aufgetreten sind, reagieren Partner und Angehörige auf „gute Stimmung" schnell sehr besorgt. Manchmal ist die Besorgnis unnötig, teilweise aber auch nicht. Symptome können sehr schnell eskalieren, außer Kontrolle geraten und in eine manische Episode münden. Menschen in einer manischen Phase fehlt oft die Einsichtsfähigkeit in die Symptomatik. Sie verleugnen, dass irgendetwas nicht stimmt, beschimpfen andere, die in ihrem Verhalten ein Problem sehen.

Unsere Erfahrung ist, dass viele Patienten nur ungern zugeben, dass sie eine reizbare bzw. überdrehte Stimmung haben. Wie im Kapitel 1.1 bereits erläutert, haben die Betroffenen selbst meist eine gute Erklärung (Auslöser) für das eigene Befinden, die andere Personen jedoch häufig nicht nachvollziehen können.

Was immer wieder auffällt ist, dass viele Betroffene ihren Zustand knapp mit „gut" oder „schlecht" benennen. Wichtig ist in einem solchen Fall, konkret nachzufragen:

Beispiel:

M., ein jüngerer Mann mit einer bipolaren Störung, antwortete zunächst: „Mir geht es zurzeit richtig gut". Erst auf Nachfrage kommt heraus: „Ich war am Wochenende jeden Abend aus und habe ein paar nette Frauen kennengelernt. Auch die Arbeiten in meinem Projekt laufen sehr gut; irgendwie kann ich mich zurzeit besser konzentrieren und mir kommen gute Ideen richtig schnell." Zunächst klingt das sehr positiv, aber dann stellt sich heraus, dass M. weniger schläft, ungeduldig mit anderen ist und mehr Geld ausgibt, als sein Konto eigentlich erlaubt.

Wie sich manische Symptome äußern, kann im Einzelfall sehr unterschiedlich sein. Während einige Betroffene zwar noch fünf Stunden schlafen und angeben, weniger als üblich zu schlafen, schlafen andere Betroffene gar nicht mehr. Manche Betoffene berichten, sich mehr für Sex zu interessieren, wobei dies unterschiedliche Formen annehmen kann: häufigeres Aufsuchen entsprechender Internetseiten, vermehrte Selbstbefriedigung, Wunsch nach bzw. tatsächlich häufigere Sexualkontakte mit dem Partner oder verschiedenen Personen.

Im folgenden Kasten sind die Kennzeichen für eine manische Episode aufgelistet, die Ihr Arzt oder Psychologe im Hinterkopf hat, wenn er oder sie von einer Manie spricht.

Symptome einer manischen Episode:

Von einer manischen Episode spricht man, wenn einige der folgenden Symptome für mindestens *eine Woche* gleichzeitig vorhanden sind. Man stellt dabei eine deutliche Veränderung im Verhalten der Person fest, die zu Beeinträchtigungen im Alltag, im Beruf oder in Beziehungen führt.

1. Gehobene, euphorische oder reizbare Stimmung.

Es müssen mindestens drei weitere Symptome der folgenden Liste zeitgleich vorliegen:
2. Geringes Schlafbedürfnis ohne sich müde zu fühlen.
3. Voll Energie und Tatendrang.
4. Sehr schnelles, auch monologisierendes Reden, so dass andere kaum folgen können. Die Sprache ist oft voller Wortspiele und kann sehr spritzig und witzig sein.
5. Gedanken- oder Ideenrasen. Extreme Sprunghaftigkeit der Themen und Inhalte.
6. Leichte Ablenkbarkeit, die dazu führen kann, dass die Aufmerksamkeit innerhalb weniger Minuten von einem Thema zum nächsten springt.

14

7. Deutlich gesteigertes Selbstvertrauen und Selbstbewusstsein. Übersteigertes Gefühl von persönlicher Macht, Größenideen, Einfluss, Bedeutung, das Gefühl, besondere Fähigkeiten zu haben usw.
8. Übermäßige Beschäftigung mit angenehmen Dingen oder deren Planung, ohne an die Folgen zu denken. Die Aktivitäten, Unternehmungen und Verhaltensweisen können dabei mit großer Wahrscheinlichkeit zu negativen Konsequenzen führen. Beispiele hierfür sind sexuelle Eskapaden, das Ausgeben von zu viel Geld, törichte finanzielle Entscheidungen, oder Anrufe bei Bekannten oder Fremden zu jeder Tages- und Nachtzeit.

Wie bei der Depression gibt es auch bei den manischen Episoden leichtere und schwere Formen. Für leichte Manien gibt es einen besonderen Begriff: Man spricht von einer „hypomanen" oder „hypomanischen" Phase. Man spricht dann von einer hypomanischen Episode, wenn die Symptome nur einige (mindestens 4) Tage andauern. Hypomanien können jedoch auch über Wochen andauern. Die hypomanen Symptome sind denen der Manie sehr ähnlich, sie unterscheiden sich in der Stärke, der Menge und den Auswirkungen. So beobachten wir in einer Manie beispielsweise den Verlust sozialer Hemmungen, was sich in der Hypomanie als gesteigerte Geselligkeit oder übermäßige Vertrautheit zeigt.

Auf Bekannte wirken Betroffene in einer solchen hypomanischen Phase wie aufgeputscht, überspannt oder wie auf Drogen. Für fremde Personen sind Veränderungen, wie man sie in Hypomanien beobachtet, dagegen oft gar nicht offensichtlich. Auf unbekannte Personen wirken Betroffene dann offen, gesellig, extravertiert, witzig und spontan, nur für vertraute Menschen ist ersichtlich, dass irgendetwas nicht stimmt. Wenn es in hypomanischen Phasen zu Auffälligkeiten kommt, sind diese im Allgemeinen nicht so ausgeprägt wie bei einer Manie. Die Schwierigkeit bei Hypomanien besteht darin, zu beurteilen, ob es sich um die Vorstufe einer sich entwickelnden Manie handelt oder ob es doch bei diesen nicht ganz so ausgeprägten Symptomen bleibt.

Schließlich gibt es auch noch *gemischte Episoden.* Von einer gemischten Episode spricht man dann, wenn manische und depressive Symptome quasi zeitgleich vorhanden sind oder sich schnell abwechseln. Patienten berichten in solchen Fällen, dass sie morgens manisch und abends depressiv seien oder auch umgekehrt. Manche wiederum erleben die depressiven und manischen Symptome als völlig zeitgleich; sie benötigen kaum Schlaf, obwohl sie am liebsten schlafen würden, sie sind unruhig und fühlen sich ständig getrieben, aber mit dem Gefühl, dass alles sowieso keinen Sinn hat. Die Stimmung ist traurig, leer, hoffnungslos oder auch gereizt. Die Betroffenen sind also einerseits erregt und unruhig wie in einer manischen Phase, fühlen sich aber gleichzeitig auch gereizt oder niedergeschlagen und sind nicht euphorisch oder glücklich. Unter diesen „gemischten Episoden" leiden Betroffene häufig am meisten. Sie gehen oft auch mit Selbstmordgedanken einher.

1.3 Mögliche Unsicherheiten bei der Diagnose einer bipolaren Störung

Bei bipolaren Störungen kommt es zu massiven Stimmungsschwankungen, bei denen Phasen auftreten, die entweder durch manische oder durch depressive Symptome gekennzeichnet sind (siehe Kapitel 1.2). Beide Ausprägungen (manische und depressive Episoden) sind für das Erscheinungsbild der Störung wichtig, können jedoch auch für sich alleine auftreten. Manche Personen erleben voll ausgeprägte manische und depressive Episoden. Andere Betroffene haben zwar ausgeprägte depressive Phasen, aber nur mäßig starke hypomanische Phasen. Es kann auch sein, dass im Verlauf nur manische Episoden und keine depressiven Phasen oder vor allem depressive Phasen und nur eine manische Phase auftreten.

Leider gibt es bislang keine objektiven Kriterien für die Diagnosestellung (z. B. Laborwerte oder Befunde aus bildgebenden Verfahren). Um zu einem klinischen Urteil zu gelangen, muss auf Selbstberichte der Betroffenen, auf Beobachtungen der Angehörigen und Freunde sowie auf Beobachtungen der geschulten Ärzte und Psychologen zurückgegriffen werden. Dabei können Fehler auftreten. Insbesondere zu Beginn einer Erkrankung kann es daher häufig vorkommen, dass nicht die richtige Diagnose gestellt wird.

Beginnt eine bipolare Störung beispielsweise mit einer depressiven Episode, kann zu diesem Zeitpunkt noch nicht geklärt werden, ob es sich um eine unipolare Depression oder eine bipolar affektive Störung handelt. Eine klare Diagnosestellung ist erst zu einem späteren Zeitpunkt möglich, wenn auch manische oder hypomanische Episoden aufgetreten sind.

Vergleichbares gilt, wenn im akuten Zustand psychotische Symptome (z. B. Wahnvorstellungen, Halluzinationen) vorherrschen. Es können beispielsweise bizarre Wahrnehmungen oder felsenfeste Überzeugungen auftreten, die auch bei anderen Störungen vorkommen (z. B. bei schizophrenen Störungen).

Beispiel:

Ein Patient berichtete: „Wenn ich manisch bin, kann ich Dinge vorhersagen. Ich sitze z. B. in einem Café und weiß, was andere gleich tun werden, z. B. ob sie aufstehen und sich eine Zeitung holen oder den Ober herbeirufen."

Auch während einer depressiven Episode können Wahnvorstellungen auftreten, beispielsweise in Form eines Schuldwahns, Versündigungs- oder Verarmungswahns.

Es kann also festgehalten werden, dass es bei der Diagnosestellung einer bipolaren Störung insbesondere zu Beginn der Erkrankung zu Unsicherheiten kommen kann, da die Abgrenzung zu anderen Störungsbildern teilweise sehr schwierig ist.

1.4 Wie ist der Verlauf der manisch-depressiven (bipolaren) Störung?

Es gibt erhebliche individuelle Unterschiede in der Häufigkeit und Art der Krankheitsphasen, die Menschen mit einer bipolaren Störung erleben. Manche Betroffene haben etwa gleich häufig depressive und manische Episoden; bei anderen hingegen dominieren entweder depressive oder manische Phasen. Andere wiederum erleben immer nur hypomanische Episoden.

Bei etwa 50 bis 60 % der manischen Episoden tritt unmittelbar davor oder danach eine depressive Phase auf. Das bedeutet, man kippt („switch") von einer Manie in eine Depression oder umgekehrt. Nicht bei allen passiert dies so rasch, scheinbar über Nacht. In den meisten Fällen ist es ein eher schleichender Übergang. Bei anderen Betroffenen hingegen ist es so, dass es keinen zeitlichen Zusammenhang von manischen und depressiven Episoden gibt, d.h. es können Monate oder sogar Jahre zwischen Depressionen und (Hypo-)Manien liegen. Auch wenn immer primär von Manien gesprochen wurde, so gilt dasselbe für die bereits erwähnten „gemischten Episoden".

Im Durchschnitt treten in den ersten zehn Jahren der Erkrankung vier Episoden auf. Bei Männern beginnt die Erkrankung häufiger mit einer manischen Phase, während bei Frauen eher depressive Episoden am Anfang stehen. Obwohl manchmal Jahre zwischen den ersten zwei oder drei depressiven oder manischen Krankheitsepisoden vergehen können, werden bei fehlender Behandlung die Abstände zwischen manischen und depressiven Phasen zunehmend kürzer, d.h. die Zeiten, in denen es vielen Betroffenen relativ gut geht, werden immer seltener. Vielleicht haben Sie bereits einmal von sogenannten „Winterdepressionen" gehört. Etwas Ähnliches kann auch bei der bipolaren Störung beobachtet werden. Es kann zu jahreszeitlich bedingten Schwankungen kommen, in denen z.B. manische Phasen eher in den frühen Sommermonaten auftreten, während sich die depressiven Phasen in den Wintermonaten häufen.

Die einzelnen Krankheitsphasen können Tage, Wochen oder auch Monate andauern. Unbehandelt halten manische und hypomanische Episoden im Durchschnitt meist nur einige Wochen (bis Monate), Depressionen dagegen oft länger als ein halbes Jahr an. Einige Personen zeigen zwischen solchen manischen und depressiven Episoden überhaupt keine Symptome. Diesen „normalen" Zustand, in dem man weder manisch, hypomanisch, gemischt noch depressiv ist, bezeichnet man auch als „euthym". Bei etwa einem Drittel bis zur Hälfte der Erkrankten bleiben jedoch Restsymptome bestehen, wie leichte Depressivität, mäßige Stimmungsschwankungen, Antriebs- und Konzentrationsprobleme. Im Kasten sind die verschiedenen Formen manisch-depressiver Erkrankungen aufgeführt.

Formen manisch-depressiver Erkrankungen:

- *Bipolar-I-Störung.* Hierbei handelt es sich um die Diagnose, die auch als „manisch-depressiv" bezeichnet wird. Im Verlauf kommen manische und depressive Episoden vor.
- *Bipolar-II-Störung.* Hierbei bestimmen hypomanische (niemals manische) und depressive Episoden das Krankheitsbild.

- *Rapid Cycling.* Eine Unterform der Bipolar-I- und Bipolar-II-Störung ist das „Rapid Cycling". Davon spricht man, wenn Betroffene mindestens vier Krankheitsepisoden pro Jahr haben. Es ist dabei unerheblich, ob es sich um depressive, gemischte, hypomanische oder manische Phasen handelt.
- *Zyklothymie.* Es handelt sich hier einerseits um die leichteste Form der bipolaren Störungen, aber auch oft um die anhaltendste. Diese Diagnose wird gestellt, wenn Betroffene ständig zwischen leichten depressiven und hypomanischen Zuständen hin- und herschwanken. Die Stimmungsschwankungen halten allerdings mehrere Jahre an, und es gibt kaum Zeiten, in denen die Betroffenen eine ausgeglichene Stimmung erleben.

1.5 Wann treten manisch-depressive (bipolare) Störungen typischerweise erstmalig auf?

Die bipolaren bzw. manisch-depressiven Störungen treten typischerweise erstmalig in der Jugend oder im frühen Erwachsenenalter auf. Bei manchen beginnt die Störung schleichend mit einigen Vorboten, bei anderen dagegen „wie aus heiterem Himmel" ohne Vorwarnung.

Beispiel:

S. traf die manisch-depressive Erkrankung wie ein Blitz aus heiterem Himmel. Sie erzählt, dass sie eine sehr gute Schülerin war, politisch interessiert und engagiert. Sie studierte bis die erste Manie inklusive psychotischer Symptome in ihr Leben brach und alles veränderte. Sie brauchte keinen Schlaf mehr, hielt sich für die Beste, die auch ohne Abschlussprüfung genial sein werde. Außerdem hatte sie damals die Wahnvorstellung entwickelt, als Einzige erkannt zu haben, dass um sie herum die Nazis ein Netz gesponnen hätten, um wieder an die Macht zu kommen, worin auch ihre Eltern verwickelt seien.

Aufgrund vieler Untersuchungen weiß man heute, dass die meisten manisch-depressiven Erkrankungen vor dem 30. Lebensjahr auftreten. Gleichzeitig wissen wir aber, dass oft viele Jahre zwischen dem Auftreten der ersten Symptome und der ersten Behandlung vergehen.

Bipolare Störungen können in einzelnen Fällen schon im Kindesalter beginnen. Bei Kindern ist es jedoch sehr schwierig, die Diagnose einer bipolaren Störung zu stellen, da die Symptomatik längst nicht so eindeutig ist. Sie scheint schneller zu kippen und eher einer gemischten Symptomatik bei Erwachsenen zu entsprechen. Außerdem ist die Überlappung mit Symptomen anderer Störungen, wie z. B. einer Verhaltensstörung oder einer Aufmerksamkeitsstörung mit Hyperaktivität sehr groß (z. B. Reizbarkeit, Aggressivität, Aufmerksamkeitsprobleme). In ausgeprägter Form scheinen bipolare Störungen im Kindesalter jedoch relativ selten, und die Diagnose wird in diesem Alter kaum gestellt.

Entwickelt eine Person die Symptome einer manisch-depressiven Störung erst sehr spät, muss insbesondere an eine organische Ursache (z. B. Tumore, Hormone) gedacht werden. In manchen Fällen könnte es sich auch um die Folgen von langjährigem Alkohol- oder Drogenmissbrauch oder um Nebenwirkungen eines Medikaments handeln.

2 Ursachen, Auslöser und Risikofaktoren der bipolaren Erkrankung

2.1 Werden bipolare Störungen vererbt?

Eine der Fragen, die Betroffene, Angehörige und Freunde am meisten beschäftigt, ist die Frage nach dem „Warum". Die folgenden Informationen sollen helfen, Fehl- und Vorurteile, Ängste und Missverständnisse abzubauen und bipolare Störungen als das zu sehen, was sie sind: Krankheiten wie andere auch, mit dem Unterschied, dass sie sich vor allem in der Stimmung, im Antrieb und im Verhalten ausdrücken.

Ob bipolare Störungen vererbt werden, ist sicherlich die am häufigsten gestellte Frage. Viele Betroffene fragen sich dies spätestens im Zusammenhang mit Überlegungen zur Familienplanung und wenn ein Kinderwunsch besteht.

Ohne Zweifel treten bipolare Störungen familiär gehäuft auf: Ist in der Verwandtschaft eine Person an dieser Störung erkrankt, steigt das Risiko für die nächsten Angehörigen, selbst mehr oder weniger starke Schwankungen in der Stimmung und im Antrieb zu erleben. Bei Verwandten ersten Grades (Eltern, Kinder und Geschwister) treten also häufiger manisch-depressive und depressive Störungen auf als bei Verwandten von Personen, die keine bipolaren Störungen in der Familiengeschichte aufweisen. Wenn ein Elternteil unter einer manisch-depressiven Störung leidet und das andere Elternteil nicht, dann liegt das Risiko für das gemeinsame Kind, eine bipolare Störung zu entwickeln, bei 1 zu 7, d.h. von sieben Kindern mit dieser Elternkonstellation, entwickelt ein Kind eine bipolare Störung. Sehr viel häufiger „vererben" Personen, die an einer bipolaren Störung erkrankt sind, jedoch das Risiko für eine (unipolare) Depression: Das Risiko für das Kind, eine (unipolar verlaufende) Depression zu entwickeln, liegt bei 1 zu 5.

Das Risiko an einer manisch-depressiven Störung zu erkranken ist auch erhöht, wenn weiter entfernte Verwandte (z.B. Großeltern, Tanten, Onkel, Neffen, Nichten) unter einer bipolaren Störung leiden. Je mehr Blutsverwandte von einer depressiven oder manisch-depressiven Störung betroffen sind, desto größer ist auch das Risiko für die Nachkommen, selbst affektive

Symptome und Störungen zu entwickeln. Das kann man eindrücklich anhand von Familienstammbäumen über mehrere Generationen hinweg dokumentieren. Der Stammbaum des amerikanischen Schriftstellers Ernest Hemingway, der selbst an einer manisch-depressiven Störung erkrankt war, weist in den Generationen davor zahlreiche Verwandte mit Depressionen, Manien, Suiziden, Alkoholproblemen oder anderen psychischen Erkrankungen auf.

In Familien sollte möglichst offen über die Erkrankung gesprochen werden und alle Familienmitglieder oder auch Verwandte sollten über die Krankheit aufgeklärt werden. Leider versuchen viele Familien die Erkrankung „geheim zu halten". Oft wird aus Scham das Alkoholproblem oder die Depression eines Verwandten verschwiegen. Noch seltener wird über einen Selbstmordversuch oder gar einen erfolgreichen Suizid gesprochen. Hinter diesen Krankheiten können sich aber durchaus manisch-depressive Verläufe und bipolare Störungen verstecken.

Wie die Vererbung der Erkrankung genau verläuft und welche Merkmale die Grundlage für den Ausbruch einer bipolaren Erkrankung sind, ist unverändert Gegenstand intensiver Forschung und offensichtlich eine sehr schwierig zu beantwortende Frage. Wir haben es mit einer sehr komplexen Kette von Ursachen zu tun. Es wird vermutet, dass eine größere Anzahl von Genen für die Bereitschaft zur Instabilität des Antriebs, der Stimmung und des Schlaf-Wach-Rhythmus sowie auch für die Ausschüttung bestimmter Stoffe (Neurotransmitter) im Gehirn verantwortlich ist.

Bestimmte Gene auf den Chromosomen in unseren Körperzellen zu haben ist die eine Sache, entscheidend ist jedoch, dass diese Erbinformationen „aktiviert" (exprimiert) werden. Viele Menschen tragen bestimmte Krankheitsgene in sich, ohne dass diese jemals aktiviert werden oder sie werden erst nach sehr langer Zeit aktiviert. Damit eine Erkrankung auftritt, müssen also noch weitere Faktoren und Auslöser hinzukommen, z. B. die Umwelt, unsere Lebenserfahrungen, unser Verhalten, unser Umgang mit dem Risiko.

Dass Gene nicht allein für das Auftreten einer bipolaren Störung verantwortlich sind, wird auch aus den Konkordanzraten (Übereinstimmungen) bei eineiigen Zwillingen ersichtlich. Da bei eineiigen Zwillingen die genetische Ausstattung zu 100 % identisch ist, müssten immer beide Zwillinge erkranken. Dies ist jedoch nicht der Fall, die Konkordanzraten liegen „nur" bei rund 60 Prozent. Und dass neben den Genen auch noch weitere Faktoren eine Rolle bei der Entstehung der Krankheit spielen, zeigt sich auch darin, dass nicht alle Kinder der Betroffenen erkranken. Verschiedene Untersuchungen zeigen, dass das Erkrankungsrisiko bei ca. 20 % liegt. Im Vergleich dazu, liegt es in der Allgemeinbevölkerung bei maximal 5 %. Die Zahlen weisen zwar auf ein erhöhtes Risiko hin, verdeutlichen aber auch, dass in 80 % der Fälle die Kinder gesund bleiben.

Festzuhalten ist, dass bei der Entstehung einer bipolaren Störung verschiedene Gene eine Rolle spielen. Das „eine" Gen, welches manisch-depressive Erkrankungen verursacht oder auslöst, gibt es jedoch nicht! Wie auch bei allen anderen Krankheiten, z. B. Rheuma oder Diabetes, müssen viele genetische Faktoren zusammenwirken, damit die Erkrankung auftritt.

Eine genetische Veranlagung für etwas zu haben, ganz egal, ob für Prostatakrebs, Diabetes, Multiple Sklerose, Herzerkrankungen oder bipolare Störungen, bedeutet also, dass bei den Betroffenen diese Störungen eher auftreten als bei denjenigen, die diese genetische Veranlagung nicht aufweisen. Dies bedeutet jedoch nicht, dass die Betroffenen in jedem Fall irgendwann krank werden.

Bei der bipolaren Störung spielen genetische Prozesse eine große Rolle. Die Betroffenen sind jedoch nicht schicksalhaft ihren Erbinformationen ausgeliefert und sie sind vor allem auch nicht für diese in ihren Genen liegenden Risiken verantwortlich. Aus Studien wissen wir, dass wir auf unsere biologischen Anlagen Einfluss nehmen können, zumindest auf deren Aktivität, deren Intensität und deren Verlauf. Wir können also etwas tun!

2.2 Gibt es noch andere Erklärungen und Risikofaktoren?

Die bisherige Forschung legt nahe, dass es genetisch bedingt zu einer fehlenden Stabilität der Übertragung von Nervenimpulsen im Gehirn kommt. Denkbar, doch bislang nicht nachgewiesen, ist jedoch auch, dass durch Infektionen, durch Unfälle, durch traumatische Erfahrungen während der Schwangerschaft, der Geburt und in der frühen Kindheit, diese Instabilität im Gehirn entsteht.

Die Veranlagung („Vulnerabilität") macht Menschen anfälliger gegenüber emotionalen, sozialen und körperlichen Belastungen. Wenn nun Aufregungen, Stress und Belastungen auftreten oder wenn man zu wenig schläft oder zu viel Alkohol (Drogen) konsumiert, dann kann es zu einer Störung der normalen Gehirnmechanismen kommen. Diese Labilisierungen werden normalerweise durch eine Gegensteuerung ausgeglichen. Bei Menschen mit einer Anlage für manisch-depressive Erkrankungen ist dies nicht der Fall. Bestimmte Hirnbereiche und bestimmte Botenstoffe zwischen den Bereichen bleiben aktiviert, werden stark heruntergefahren oder zu heftig hochgefahren. In jedem Fall werden die Zielbereiche für Erleben, Denken, Motorik, Empfindungen, Emotionen aus dem Gleichgewicht gebracht.

Belastungen, traumatische Erfahrungen, positive oder negative Erlebnisse sind dann Auslöser für manische, depressive oder gemischte Episoden, wenn eine biologische (genetische oder durch frühe Einflüsse erworbene) Veranlagung dafür besteht. Stress und Belastungen sind nicht die „Ursachen" einer bipolaren Störung. Weitere Einflussgrößen können dazukommen: z. B. Ansprüche und Erwartungen, Persönlichkeit und Empfindlichkeit, Verarbeitung von Erfahrungen, Erinnerungen. Zwischen den verschiedenen Faktoren kommt es zu Wechselwirkungen, diese können zu einem Aufschaukelungsprozess und damit schließlich zum Krankheitsausbruch führen.

Früher ging man davon aus, dass nach dem Ausbruch einer bipolaren Erkrankung diese zunehmend eine Eigendynamik entwickelt und der Ausbruch von einzelnen Krankheitsepisoden mit der Zeit weniger eng mit Belastungen, Umweltfaktoren und anderen Auslösern zusammenhängt. Bei manchen Betroffenen können beispielsweise plötzlich jahreszeitliche Schwankungen in den Vordergrund treten. Bis heute sind die zunehmende Verselbständigung der Krankheit und die Unabhängigkeit von Auslösern jedoch nicht eindeutig belegt. Es ist daher wichtig, für jeden Einzelfall genau zu erfassen, welche Belastungen, auch kleine und eventuell für Außenstehende scheinbar irrelevante Schwierigkeiten vorliegen, die sich langsam oder schnell, mehr und mehr anhäufen und letztendlich das Auftreten von depressiven bzw. manischen Krankheitssymptomen begünstigen. Das Auftreten von ersten Beschwerden und Krankheitszeichen stellt selbst eine Belastung dar und erhöht so das Stressniveau. Daraus kann sich wiederum ein Aufschaukelungsprozess ergeben.

Als Fazit lässt sich zusammenfassen: Für das Auftreten (hypo-)manischer, depressiver oder gemischter Episoden sind biologisch-genetische Faktoren, die über die Zeit entwickelte persönliche Verwundbarkeit sowie aktuelle

Belastungen, Verhaltens- und Umweltfaktoren verantwortlich. Die genannten Einfluss- und Risikofaktoren sind anschaulich in Abbildung 1 zusammengefasst.

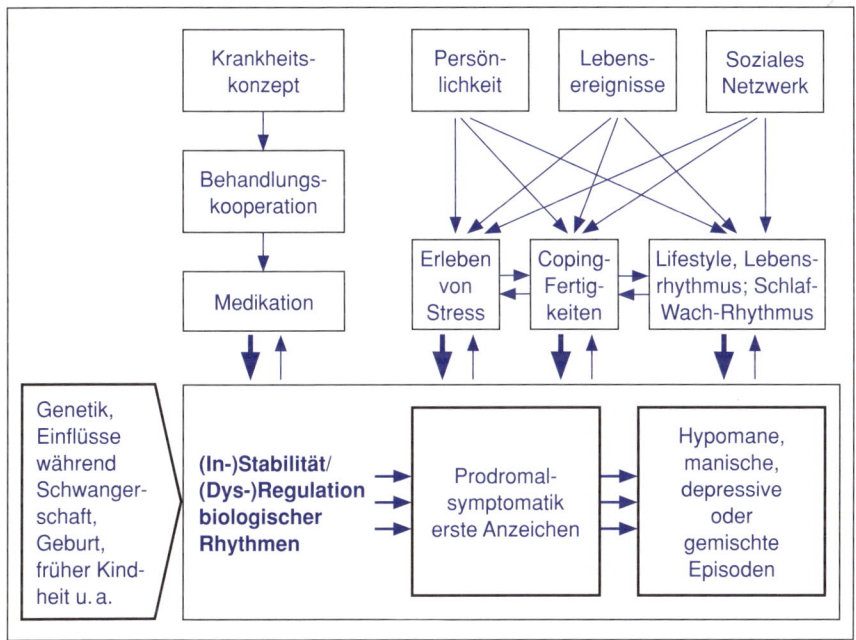

Abbildung 1: Ursachen und Risikofaktoren der bipolaren Erkrankung

Die Abbildung kann auch als Grundlage dienen, Möglichkeiten der Behandlung bipolarer Störungen und der Verhinderung des Auftretens von (hypo-) manischen und depressiven Episoden aufzuzeigen (siehe hierzu Kapitel 3).

2.3 Der Schlaf und der Schlaf-Wach-Rhythmus spielen eine besondere Rolle

Wissenschaftliche Untersuchungen belegen, dass der Schlaf eine besondere Rolle für das Auftreten manischer und depressiver Episoden spielt. Alle Ereignisse, die den Schlaf stören, unterbrechen oder unruhiger machen, erhöhen das Risiko depressiver und manischer Symptome. Sich nicht müde zu fühlen, später als üblich ins Bett zu gehen, früh aufzustehen und sich trotzdem gut und ausgeruht zu fühlen, sind häufig erste Anzeichen für eine manische Episode.

Beispiel:

Bericht einer Angehörigen: „Wenn mein Mann anfängt, bevor der Wecker klingelt, wach zu sein, sich hin- und herwälzt, schließlich früher aufsteht als er muss, dann weiß ich, was mich wieder erwartet. Dann fängt er bald mit überzogenen Plänen an, ist viel unterwegs, gibt mehr Geld aus als sonst und ist anderen gegenüber ungehalten."

Mangelnde Schlafhygiene zeigt sich im sorgenlosen Umgang mit Störreizen (Lärm, Licht, Kaffee, Alkohol, Konsum von Drogen). Auch manche Gewohnheiten erweisen sich als ungünstig, wenn es um das Schlafen geht (z. B. lesen oder fernsehen im Bett, unregelmäßige Zubettgeh- und Aufstehzeiten). Zudem beeinflussen Stress und Sorgen das Ein- und Durchschlafen.

Alle unsere körperlichen Rhythmen, insbesondere auch unser Schlaf-Wach-Rhythmus, werden stark durch den Wechsel von Tag und Nacht bestimmt. Es sind aber nicht nur die Helligkeit und Dunkelheit, die uns beeinflussen, auch soziale Reize (in der Familie) und Taktgeber (Arbeitszeiten, Wochenende, Urlaub) nehmen Einfluss auf unser biologisches System (Körper, Gehirn). Das Schlafverhalten wird also auch durch sogenannte „soziale Zeitgeber" beeinflusst. Auch wenn Personen alleine leben, entwickeln sie Routinen und Gewohnheiten, die dann ihren Hunger, Schlaf und andere Bedürfnisse bestimmen. Selbst bestimmte Fernsehsendungen oder Anrufe können so zu Taktgebern für den Alltag und unser Verhalten werden. So können manche Menschen beispielsweise nur einschlafen, nachdem sie ein paar Seiten in einem Buch gelesen haben.

Werden diese Routinen unterbrochen, wirkt sich dies entsprechend auf unsere biologischen Rhythmen aus. Es hat sich gezeigt, dass Unterbrechungen der Routinen durch Ortsveränderungen (z. B. Reise, Umzug), durch eine Trennung (z. B. Scheidung), durch berufsbedingte Veränderungen (Arbeitsplatzverlust, neuer Arbeitsplatz, Nachtdienst), durch ein späteres Zubettgehen als üblich oder in Form von durchwachten Nächten (z. B. aufgrund einer

Feier oder längeren Flugreise) auf Personen mit einer Anlage für bipolare Störungen sehr viel heftigere Auswirkungen haben als auf Personen ohne diese Veranlagung.

Schlafunterbrechungen zermürben und rufen langfristig Stimmungsbeeinträchtigungen (erschöpft, gereizt, lustlos, aufgedreht) hervor. Bei (hypo-) manischen Phasen kommt unser Körper vorübergehend mit weniger Schlaf aus. Unser Körper „gaukelt" uns vor, dass wir fit sind und der Schlafmangel keine ungünstigen Folgen hat, sondern sogar Vorteile. Fortgesetzter Schlafmangel führt jedoch auch bei bipolaren Störungen zu negativen Folgen. Wir werden mehr und mehr gereizt, unruhig, verwirrt, ja sogar „psychotisch". In jedem Fall verschlimmert sich der depressive bzw. manische Zustand.

Wenn man eine Nacht kaum oder überhaupt nicht schlafen kann, ist dies normalerweise kein Problem und auch kein Grund zur Panik. Personen mit einer Neigung zu bipolaren Stimmungsschwankungen bzw. früheren depressiven bzw. (hypo-)manischen Episoden sollten jedoch folgende Regeln beachten:

1. Wenn die Probleme mit dem Schlaf (z. B. abends nicht müde werden, nicht einschlafen können, früher aufwachen als üblich, wiederholtes nächtliches Erwachen) über zwei oder mehr Tage bzw. Nächte anhalten, sollte man diese gemeinsam mit der Familie bzw. dem Partner besprechen, die Probleme genau beobachten und wenn sie weiterhin anhalten, etwas dagegen unternehmen.

2. Sind derartige Schlafprobleme bereits von früher als Vorzeichen einer depressiven bzw. (hypo-)manischen Episode bekannt, dann sollten umgehend Maßnahmen ergriffen werden.

Die konkreten Maßnahmen, die zur Reduzierung der Schlafprobleme eingesetzt werden können, können sehr unterschiedlich sein. Sie reichen vom Einhalten bestimmter Regeln (z. B. ab einer bestimmten Uhrzeit keinen Kaffee mehr trinken, Einschlafrituale einhalten, einen Spaziergang machen) über die gezielte Einnahme von Medikamenten, die vorher mit dem Arzt besprochen wurde, bis hin zum Aufsuchen des Arztes oder Psychotherapeuten.

3 Wie sieht die Behandlung der bipolaren Störung aus und was können Betroffene und Angehörige selbst tun?

3.1 Ansatzpunkte bei der Behandlung manisch-depressiver Störungen

In Abbildung 1 auf Seite 25 wurde bereits ein Modell vorgestellt, das die Entwicklung (hypo-)manischer und depressiver Episoden veranschaulicht. Die Genetik und die frühen Einflüsse bilden den Hintergrund (Verletzlichkeit bzw. Vulnerabilität) des Systems. Dieses biologische System ist extrem anfällig und kann schnell aus dem Gleichgewicht geraten. Auch Ereignisse, das Verhalten, der Schlaf-Wach-Rhythmus und der Lebensstil sind Einflüsse, die ebenfalls (aktuell) auf dieses verletzliche System einwirken und es aus dem Gleichgewicht bringen oder ein Ungleichgewicht noch verstärken können. Die Pfeile in der Abbildung sollen verdeutlichen, dass es zahlreiche Wechselwirkungen und Möglichkeiten zur Regulation gibt. Daher sind Einstellungs- und Verhaltensänderungen und auch die Steuerung des Lebensrhythmus psychologische Möglichkeiten auf das Krankheitsgeschehen – insbesondere auch auf den Ausbruch einer manischen bzw. depressiven Episode – Einfluss zu nehmen.

Aus der Abbildung wird auch ersichtlich, dass Medikamente eine biologische Möglichkeit der Einflussnahme darstellen, weil sie die Anfälligkeit des Systems stabilisieren können. Durch die Medikation soll die biologische Anfälligkeit für das Auftreten manischer und depressiver Symptome verringert werden. Das gelingt über die Regulation bestimmter Botenstoffe (Neurotransmitter) im Gehirn. Die Folge ist die Stabilisierung und Stärkung der Signalübertragung zwischen Nervenzellen in bestimmten Bereichen des Gehirns. Dies schützt Betroffene davor, dass es zu heftigen Auslenkungen der Stimmung kommt und somit eine Krankheitsepisode ausgelöst wird. Forschungsbefunde zeigen, dass dies offensichtlich ein spezifischer Mechanismus ist, der jedoch nur bei solchen Medikamenten nachweisbar ist, die stimmungsstabilisierend wirken.

Wie bei vielen körperlichen Erkrankungen auch (z. B. Diabetes oder Herzinfarkt) besteht die Therapie von bipolaren Störungen nicht nur aus einer ärztlich-medizinischen Therapie, sondern umfasst auch psychologische Interventionen, um Aspekte des Verhaltens und der Lebensgestaltung, die Einfluss auf die Erkrankung haben, zu verändern.

> **Merke: Die Behandlung bipolarer Störungen hat zwei Schwerpunkte:**
>
> – Die ärztliche und medikamentöse Therapie sowie
> – die psychologischen Interventionen und Psychotherapie.

Mit Hilfe psychotherapeutischer Interventionen sollen Einstellungen und Ansprüche, Lebensgewohnheiten und das Verhalten beeinflusst werden, so dass Stress, Konflikte und Krisen möglichst gar nicht erst entstehen und somit das Rückfallrisiko minimiert wird. Die psychotherapeutische Behandlung stellt eine Hilfe zur Selbsthilfe dar. Es gibt inzwischen wissenschaftliche Belege, dass psychologische Interventionen helfen, das Erkrankungsrisiko zu verringern, die Zeiten ohne depressive bzw. (hypo-)manische Symptome zu verlängern und insgesamt die Lebensqualität zu steigern.

Es gibt immer wieder Betroffene, die behaupten, ohne Medikamente auszukommen. Es mag wirklich vereinzelt Personen geben, die mit extremer Selbstdisziplin ihr Leben ändern und so ihre Stimmungs- und Antriebsschwankungen im Griff haben. Leider zeigt die Praxis jedoch auch, dass es bei den meisten Betroffenen früher oder später zu einem Rezidiv, also einer erneuten Krankheitsepisode kommt, sobald sie ihre Medikamente eigenmächtig verringern oder absetzen.

> **Merke:**
>
> Bis heute ist nicht bewiesen, dass Medikamente alleine oder psychologische Hilfen alleine ausreichen, um eine vollständige Genesung, also ein manie- bzw. depressionsfreies Leben zu erreichen. Eine Kombination aus beidem ist wichtig und hilfreich!

3.2 Eine frühzeitige ärztliche und psychologische Behandlung ist wichtig

Wenn eine manisch-depressive Erkrankung nicht behandelt wird, werden die Phasen zwischen den Krankheitsepisoden, in denen die Betroffenen eine normale Leistungsfähigkeit zeigen und in denen es ihnen gut gehen kann, immer kürzer. Fachleute sprechen in diesem Zusammenhang oft davon, dass sich die Zyklusdauer verkürzt. Aus diesem Grund ist es wichtig, die Erkrankung möglichst frühzeitig zu erkennen und zu behandeln. Damit dies gelingt, ist es wichtig, dass Betroffene Fragen zu guten Phasen und Hochgefühlen ihrem Arzt und Psychotherapeuten möglichst offen beantworten.

Suizid und Suizidversuche

Das Risiko für Suizidversuche ist in den ersten Jahren nach dem Ausbruch der Krankheit sehr hoch. Nahezu die Hälfte der Betroffenen geben an, schon einmal einen Suizidversuch unternommen bzw. zumindest ernsthaft geplant zu haben. Etwa ein Fünftel aller Todesfälle der an einer bipolaren Störung erkrankten Menschen geht auf Suizid zurück. Dies ist etwa 30-mal höher als in der Allgemeinbevölkerung. Selbst wenn Betroffene noch keine Suizidversuche unternommen haben, sind Suizidgedanken in depressiven und gemischten Phasen sehr häufig. Selbstmordgedanken können über die Zeit auch intensiver und häufiger werden. Manchmal bleibt es bei Suizidgedanken, aber manchmal steigern sie sich, werden konkreter, nehmen die Form eines Selbstmordplans an und das Risiko nimmt zu, diesen Plan in die Tat umzusetzen. Manche Betroffene berichten, dass die Gedanken an Selbstmord und der Impuls ihn umzusetzen, wie eine Welle plötzlich und fast unkontrollierbar über sie hereinbricht. Wir wissen aber auch, dass die meisten Personen, bei denen der Suizidversuch verhindert werden konnte bzw. die überlebt haben, froh darüber sind, dass sie noch leben.

Alkohol- und Drogenmissbrauch

Der Anteil der Personen, die manisch-depressiv sind und die zu viel Alkohol bzw. Drogen konsumieren, ist sehr hoch. Man geht von aus, dass bis zu 45 % der Betroffenen einen Alkohol- bzw. Drogenmissbrauch aufweisen. Für viele Betroffene ist dies eine Form der „Selbstbehandlung", um Ängste, Reizbarkeit oder Niedergeschlagenheit und auch Schlafstörungen oder endlose Grübeleien während einer manischen und depressiven Phase in den Griff zu bekommen. Drogen sind dann keine Genussmittel mehr. Die Kontrolle darüber geht rasch verloren, was letztlich zu noch mehr Problemen führt: So wird die Einnahme der Medikamente vergessen, Warn- bzw. Frühsymptome werden übersehen, soziale Konflikte (Arbeit, Familie) werden provoziert und eine Gewöhnung (Abhängigkeit) an Alkohol und Drogen tritt ein.

Soziale, finanzielle und berufliche Folgen

Affektive Störungen, also manische und depressive Symptome, haben massive Auswirkungen auf unsere Partner, Freunde, Kollegen und Kinder. Die Sozialpartner erleben diese Veränderungen, wissen oft nicht, was sie bedeuten, und können oft damit nicht umgehen. Partnerschaften und Ehen von Betroffenen sind häufig turbulent, von Krisen geschüttelt und instabil. Dies gilt insbesondere beim Vorliegen einer unbehandelten oder nicht richtig behandelten bipolaren Störung. Die Trennungs- und Scheidungsraten der Ehen von Betroffenen sind sehr hoch. Das depressive und vor allem das manische Verhalten kann unbeabsichtigt eine Familie in den sozialen Ruin treiben.

Auch wenn der energetisierte und hellwache Zustand in einer hypomanischen Phase für die Bewältigung bestimmter Aufgaben und Anforderungen günstig erscheint, sind die Arbeitsplatzprobleme der Betroffenen hoch. Die gesteigerte Produktivität zeigt sich selten in erhöhter Leistungsfähigkeit und Kreativität, sondern in distanzlosem Verhalten im Umgang mit Kunden, Vorgesetzten und Kollegen. Den Betroffenen fällt es schwer, bei der Sache zu bleiben, die Ablenkbarkeit ist gesteigert, Aufgaben werden nicht erledigt, riskante Geschäftsentscheidungen werden getroffen. Die Folgen sind nicht selten ein finanzieller und beruflicher Ruin.

3.3 Die drei Phasen der Behandlung: akute Phase, Stabilisierungsphase und Rückfallprophylaxe

Die Behandlung hängt immer von der aktuellen Symptomatik, dem aktuellen Zustand und dem Schweregrad der manischen, depressiven bzw. gemischten Symptomatik ab. Es lassen sich drei Phasen der Behandlung unterscheiden: die Akutphase, die Stabilisierungsphase und die (Rückfall-)Prophylaxe (siehe auch Abbildung 2).

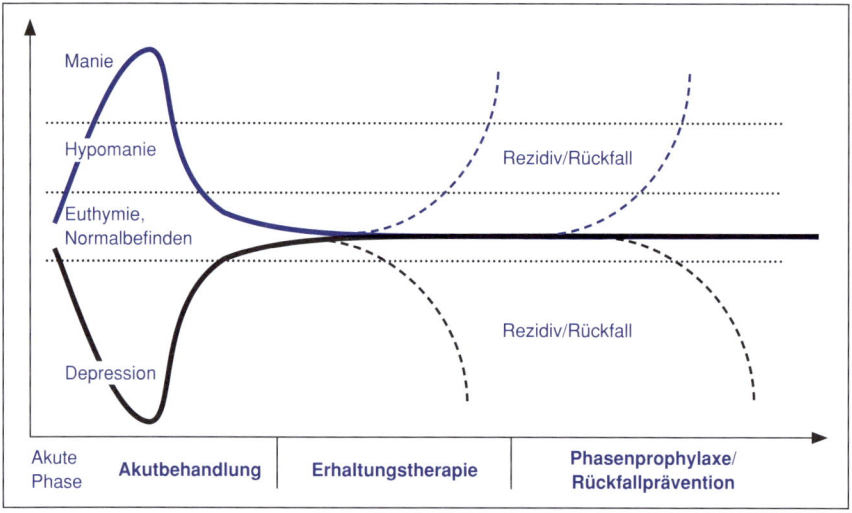

Abbildung 2: Behandlungsphasen und Behandlungsziele je nach aktueller Symptomatik

Behandlung in der akuten Phase

Das Ziel dieser Phase ist die Linderung der aktuellen Symptomatik, unabhängig davon, ob es sich derzeit um eine manische, hypomanische, depressive oder gemischte Episode handelt. Außerdem soll eine Verschlechterung des aktuellen Zustands verhindert werden, etwa ein Abrutschen von einem hypomanischen Zustand in eine voll ausgeprägte Manie oder das Auftreten zusätzlicher psychotischer Symptome. Auch das Suizidrisiko soll verringert werden. Es geht gleichzeitig natürlich auch darum, die Gefahr eines persönlichen, familiären und beruflichen Fiaskos abzuwenden. Weiterhin sollen die Angehörigen (z. B. Kinder) wieder in die Lage versetzt werden, ihren Alltag (z. B. Schule) zu bewältigen. Diese Behandlungsphase erfolgt häufig im Rahmen eines Krankenhausaufenthalts in einer psychiatrischen Klinik, aber natürlich ist nicht immer eine stationäre Behandlung erforderlich. Abhängig von den Lebensumständen, der Schwere der Symptomatik und begleitenden Erkrankungen (körperlich oder psychisch) ist eine stationäre Phase dann eher kurz (bis zu zwei Wochen) oder lang (bis zu einigen Monaten) angelegt. Es kann teilweise vorkommen, dass Betroffene in einer akuten Phase krankheitsuneinsichtig sind, dass sie gegen ihren Willen, zum Schutz vor sich selbst und ihrer Angehörigen, in einer Klinik untergebracht werden müssen.

Behandlung in der Stabilisierungsphase

In dieser Phase haben sich die Symptome schon deutlich gebessert und die akute manische, gemischte oder depressive Episode ist abgeklungen. Die erreichte Besserung (Response) ist jedoch noch nicht vollkommen und vor allem noch längst nicht stabil. Das Rückfallrisiko ist hoch. Die Behandlung in der Stabilisierungsphase dauert meist 6 Monate und erfolgt normalerweise ambulant. In dieser Zeit werden etwaig zusätzlich eingenommene Medikamente (z. B. Antipsychotika, Schlafmittel) langsam wieder abgesetzt, erste Einheiten zur Psychoedukation (Information und Aufklärung) der Betroffenen und Angehörigen angeboten und es wird mit psychotherapeutischen Interventionen begonnen. Am Ende der Stabilisierungsphase sollte idealerweise eine völlige Besserung der Symptomatik (Remission) erreicht sein.

Rückfallprophylaxe

Das Ziel in dieser Phase ist der Erhalt der Symptomfreiheit (Remission) und die Vorbeugung neuer Krankheitsphasen. Dies erfolgt durch die Dauermedikation (stimmungsstabilisierende Medikamente), Aufklärung (Psychoedukation) und Psychotherapie. Die Rückfallprophylaxe ist eine langfristige, ambulante Behandlung.

3.4 Behandlungsarten und Behandlungsmöglichkeiten

Medikamente sind unverzichtbar und ein Grundpfeiler in der Behandlung bipolar affektiver Störungen. Es ist ein Gewinn und ein Fortschritt für jeden Betroffenen, dass wir heute wirksame und verträgliche Medikamente zur Verfügung haben. Liegt eine bipolare Störung vor, werden allen Betroffenen Medikamente verordnet bzw. angeboten. Dies gilt nicht nur für die akute Behandlung, sondern langfristig auch für die Stabilisierungs- und Prophylaxephase.

Es ist heute Standard, dass eine medikamentöse Behandlung mit ausführlicher Aufklärung und Psychotherapie einhergeht. Für alle, Betroffene und Angehörige, ist es hilfreich, gut über die Krankheit, deren Symptome, den Verlauf und die Behandlung informiert zu sein. Es fällt dadurch allen Beteiligten leichter, mit der Erkrankung umzugehen und Komplikationen zu verhindern. Dieser Ratgeber will entsprechend auch zur Information und Aufklärung über die Krankheit (Psychoedukation) beitragen.

Das Angebot psychotherapeutischer Behandlungen ist groß. Die von vielen Fachleuten, Berufsgruppen und Patientenvertretern zusammengestellten (nationalen) Behandlungsleitlinien empfehlen, dass eine Psychotherapie bei einer bipolaren Störung die im Kasten dargestellten Aspekte und Interventionen umfassen sollte.

Wichtige Bestandteile der Behandlung biopolarer Störungen:

- Psychoedukation: Aufklärung und Information
- Selbstbeobachtung von Stimmungsveränderungen, Ereignissen, Verhalten und Denken
- Reflexion von Erwartungen, Ansprüchen und Maßstäben
- Kompetenzen zum Selbstmanagement von Stimmungsschwankungen und Frühwarnzeichen
- Normalisierung und Stabilisierung von Schlaf-Wach-Rhythmus und sozialem Lebensrhythmus
- Stressmanagement
- Tagesstruktur und Aktivitätsmanagement
- Steigerung der Selbstwirksamkeitsüberzeugung
- Einbezug der Angehörigen
- Vorbereitung auf Krisen und Notfälle (Rückfälle)

3.5 Die medikamentöse Behandlung

Wie bereits erwähnt, sind bei einer bipolaren Erkrankung verschiedene Botenstoffe und Bereiche im Gehirn im Ungleichgewicht. Aus diesem Ungleichgewicht resultieren die beschriebenen Krankheitssymptome. Um die akuten Symptome und die längerfristigen Beschwerden einer manisch-

depressiven Erkrankung in den Griff zu bekommen bzw. zu behandeln, werden primär drei Arten von Medikamenten eingesetzt, nämlich:
- stimmungsstabilisierende Medikamente (sog. mood stabilizer),
- Antidepressiva (meist am Serotoninsystem ansetzende Präparate) und
- Neuroleptika (sog. Antipsychotika).

Je nach Symptomatik werden diese Medikamente auch in Kombination verordnet und eventuell auch noch durch weitere Präparate ergänzt, etwa bei starker Schlaflosigkeit, heftigen Angstzuständen oder großer (motorischer) Unruhe.

Stimmungsstabilisierer

Stimmungsstabilisierende Medikamente sind solche Arzneimittel, die dazu geeignet sind, (a) die Symptome von manischen, hypomanischen, gemischten und depressiven Episoden zu lindern und (b) das Wiederauftreten solcher Symptome zu verhindern. Sie haben zum Teil etwas unterschiedliche Wirkungsprofile. Sie stellen den Hauptpfeiler für die langfristige, vorbeugende, rückfallpräventive Behandlung der manischen und depressiven Episoden dar. Am bewährtesten und gebräuchlichsten sind folgende Substanzen:
- *Lithium:* Es handelt sich um ein natürlich vorkommendes Salz, das nicht nur im Gestein, sondern auch in manchen Pflanzen, Tiergeweben, See- und Mineralwassern enthalten ist. Seit der australische Psychiater John Cade das Lithium 1949 durch Zufall als antimanische Substanz entdeckte, ist es der bekannteste und am häufigsten eingesetzte Stimmungsstabilisierer. Am besten wirkt Lithium dann, wenn folgende Faktoren erfüllt sind: Die Stimmung in der manischen Phase ist gehoben, euphorisch und nicht vorrangig reizbar; es sind mehrere Fälle bipolarer Erkrankungen in der Verwandtschaft des Betroffenen bekannt; es gibt klar umrissene Episoden mit wenigen Symptomen in den gesunden (euthymen) Intervallen. Die tägliche Dosis liegt in den meisten Fällen zwischen 300 und 2.400 mg. Der Blutspiegel vom Lithium sollte dadurch zwischen 0.5 und 0.8 mmol/l liegen. In manchen Fällen muss er höher sein und kann sogar bei 1.0 oder 1.2 mmol/l liegen, vor allem in akuten manischen Erkrankungsphasen. Regelmäßige Blutuntersuchungen zur Bestimmung des Lithiumspiegels sind unverzichtbar. Dies hängt mit dem Nachteil von Lithium zusammen,

dass der Bereich, in dem es wirkt und wenige Nebenwirkungen aufweist, sehr schmal ist. Lithium ist z. B. unter folgenden Handelsnamen erhältlich: Hypnorex® retard, Li 450 „Ziethen"®, Lithium-Aspartat®, Lithium Duriles®, Quilonum®, u. a.

- *Carbamazepin:* Dieses Medikament ist ein seit Jahrzehnten bewährtes „Antikonvulsivum", d. h. es wird erfolgreich zur Behandlung von Anfallsleiden (Epilepsien) angewandt. Die stimmungsstabilisierende Wirkung wurde durch Zufall entdeckt, inzwischen jedoch durch verschiedene Studien gut bestätigt. Carbamazepin wird meistens dann verschrieben, wenn die Therapie mit Lithium versagt oder nicht ausreichend erfolgreich ist oder eine Unverträglichkeit (sog. Kontraindikationen) gegenüber Lithium besteht. Die tägliche Dosis dieses Medikaments liegt meistens zwischen 600 und 1.800 mg. Der entsprechende Blutspiegel sollte zwischen 4 und 12 mg/l liegen. Carbamazepin ist beispielsweise unter folgenden Bezeichnungen im Handel erhältlich: Carbagamma®, Carbamazepin Heumann®, Carbamazepin-neuraxpharm®, Carbamazepin-ratiopharm®, Finlepsin®, Fokalespsin®, Sirtal®, Timonil®, Tegretal®, u. a.

- *Valproat bzw. Valproinsäure:* Es handelt sich um eine Fettsäure, die 1981 erstmals synthetisiert wurde. Auch die Valproinsäure ist wie das Carbamazepin ein Antikonvulsivum. Die stimmungsstabilisierende Wirksamkeit ist in zahlreichen Studien belegt. Valproat wird meist erst dann verordnet, wenn Lithium und Carbamazepin nicht ausreichend wirken oder gegenüber diesen beiden Präparaten Kontraindikationen bestehen. Die tägliche Valproin-Dosis liegt normalerweise zwischen 1.500 und 3.600 mg. Der Blutspiegel kann variieren, aber sollte zwischen 45 und 120 mg/ml liegen. Erhältlich ist Valproat in verschiedener Form unter den Handelsnamen, wie z. B. Convulex®, Ergenyl®, Leptilan®, Orfiril®, Convulsofin®, Valprolept® u. a.

- *Lamotrigin:* Ebenfalls ein in letzter Zeit bei bipolaren Störungen zunehmend häufiger eingesetztes Antikonvulsivum. Das Lamotrigin wird vor allem zur Behandlung depressiver Symptome im Rahmen einer bipolaren Störung eingesetzt. Insgesamt gilt Lamotrigin als gut verträglich, wobei es bei bis zu 10 % der Patienten in der Anfangs- bzw. Eindosierungsphase zu einer Hautunverträglichkeitsreaktion kommen kann. Dies passiert aber besonders dann, wenn (zu) schnell aufdosiert wird. Die vorläufige Dosisempfehlung nach langsamer Aufdosierung liegt bei 200 mg pro Tag. Manche Patienten sprechen aber schon auf deutlich niedrigre Dosen an. Es wird ein Blutspiegel von mindestens 3,5 mg/l angestrebt, wobei zum Teil auch über 5 mg/l vorkommen (vor allem bei den sog. Rapid Cycling-Phasen). Obwohl Lithium nach wie vor das Mittel der ersten Wahl ist, stellt Lamotrigin eine vielversprechende Alternative zu Lithium dar. Insbesondere die Wirksamkeit bei depressiven Symptomen im Rahmen einer bipolaren Störung und die zumindest subjektiv erlebte bessere Verträglichkeit sprechen für den Einsatz von Lamotrigin. Insbesondere erleben viele Patienten bei der Einnahme von Lamotrigin weniger unerwünschte Auswirkungen auf die Konzentration, das Gedächtnis oder die Aufmerksamkeit. Handelsübliche Namen von Lamotrigin sind beispielsweise Lamictal®, Ebixa®, Elmendos®.

Auch andere Substanzen (z. B. Olanzapin [Handelsname: Zyprexa®]) werden in letzter Zeit zunehmend zur Phasenprophylaxe und als Stimmungsstabilisierer eingesetzt und untersucht. Manche erweisen sich dabei als vielversprechend und gut verträglich. Diese Mittel haben geringfügig unterschiedliche Wirkmechanismen, was sich oft für Betroffene als Vorteil erweist. So kann man, falls eine Strategie nicht zum gewünschten Ziel führt, auf einem anderen Weg noch zum Erfolg kommen.

Die Suche nach der für einen Betroffenen persönlich optimalen Behandlungsstrategie ist immer mit ausprobieren, Erfahrung sammeln, einem offenen Austausch über die Wirkungen und Nebenwirkungen des Medikamentes und mit den Erfahrungen mit der bipolaren Erkrankung bei ebenfalls betroffenen Angehörigen verbunden. Auch die Erfahrung des behandelnden Arztes mit bipolar erkrankten Patienten und deren Medikation hat einen Einfluss auf die Behandlungsstrategie. Der Arzt wird gegebenenfalls unterschiedliche Dosierungen eines Medikaments oder auch verschiedene Kombinationen ausprobieren.

> **Merke:**
>
> Es ist wichtig zu wissen, dass eine persönlich gut verträgliche, für die eigene Erkrankung optimale Medikation immer zunächst eine Erprobungsphase erfordert, um schließlich zu einer optimalen Behandlungsstrategie zu gelangen.

Bei allen Medikamenten sind regelmäßige Blutuntersuchungen sowie EKG (Elektrokardiogramm)-Kontrollen und EEG (Elektroencephalogramm)-Kontrollen sehr wichtig. Nur so können die richtige Dosis bestimmt und möglicherweise auftretende medizinische Komplikationen rechtzeitig entdeckt werden.

Wir sind gewohnt, dass die Wirkung einer eingenommenen Tablette schnell, innerhalb von Minuten, Stunden oder wenigen Tagen eintritt. Bei fast allen Psychopharmaka dauert der Wirkeintritt länger. Diese auf unseren Hirnstoffwechsel einwirkenden Präparate brauchen mehr Zeit, bis sie ihre volle Wirkung entfalten. Meistens stellen sich die Verbesserungen in der akuten Symptomatik jedoch innerhalb von einigen, meist zwei bis drei Wochen ein. Um die Rückfallgefahr zu reduzieren und die Phasenprophylaxe wirksam werden zu lassen, braucht es allerdings einige Monate der regelmäßigen Medikamenteneinnahme.

Antidepressiva

Obwohl die stimmungsstabilisierenden Medikamente, wie Lithium oder Lamotrigin, auch gegen Depressionen helfen, kann es trotzdem sein, dass zusätzlich ein spezifisches Antidepressivum verordnet wird. Dies geschieht meist mit dem Ziel, die aktuelle depressive Episode wirkungsvoller und rascher zu lindern. Es gibt unterschiedliche Medikamente, die eingesetzt werden, um eine stimmungsaufhellende Wirkung zu erreichen:
– trizyklische Antidepressiva,
– tetrazyklische Antidepressiva,
– Monoaminoxidase-Hemmer,
– selektive Serotonin-Wiederaufnahmehemmer oder
– selektive Noradrenalin-Wiederaufnahmehemmer.

Manche dieser Präparate wirken dämpfend, schlafanstoßend und angstmindernd, andere antriebssteigernd und aktivierend. Welches Medikament für einen bestimmten Patienten am besten geeignet ist, hängt u. a. davon ab, welche Symptome in einer akuten Depression vorherrschen. Wenn innere Unruhe, Nervosität oder Einschlafprobleme dominieren, wird ein eher dämpfendes Antidepressivum verordnet. Bei Antriebsmangel, ständiger Müdigkeit oder Energielosigkeit ist ein antriebsförderndes Antidepressivum angezeigt.

Wenn jedoch nur Antidepressiva – ohne zusätzliche stimmungsstabilisierende Medikamente – eingenommen werden, kann es bei Patienten mit einer bipolaren Störung zu großen Problemen kommen. Bei manchen Antidepressiva (insbesondere bei sog. trizyklischen Antidepressiva) besteht die Gefahr, dass die Antriebssteigerung und die Stimmungsaufhellung zu weit gehen und in eine hypomanische, manische oder rasch wechselnde (rapid cycling) Symptomatik umschlagen. In der Regel werden daher Antidepressiva bei bipolaren Störungen in Kombination mit einem stimmungsstabilisierenden Medikament eingenommen. Auch bei Antidepressiva dauert es einige Zeit (ca. 2 bis 3 Wochen), bis sich die stimmungsaufhellende und antriebsfördernde Wirkung deutlich zeigt.

Antipsychotika und Anxiolytika

In akuten Phasen kann es erforderlich sein, dass zusätzliche Medikamente benötigt werden. Insbesondere um starke Unruhe, Angstzustände, Schlaflosigkeit und psychotische Symptome (nicht zugängliche, unkorrigierbare Vorstellungen, wir nennen das Wahn und Halluzination) zu behandeln. Es gibt inzwischen Hinweise, dass manche neuere Antipsychotika auch stimmungsstabilisierend wirken. Im Zusammenhang mit Lithium, Carbamazepin, Valproat und Lamotrigin wurde die Substanz Olanzapin (Zyprexa®) bereits kurz erwähnt. Pharmakologisch zählt Olanzapin zu den atypischen Antipsychotika und wird akut und längerfristig zur Behandlung von psychotischen Symptomen (z. B. Stimmen hören, Größen- oder Verfolgungswahn) eingesetzt. Da Studien zeigen, dass Olanzapin deutlich stimmungsstabilisierend (antidepressiv, antimanisch) bei bipolaren Störungen wirkt, ist es bei einigen Betroffenen ein ideales Medikament, um Unruhe, Erregung, psychotische Symptome akut zu lindern und längerfristig phasenprophylaktisch zu wirken.

Auch *Anxiolytika* (Beruhigungsmittel, Tranquilizer, Sedativa) kommen gelegentlich zur Behandlung in akuten Erkrankungsphasen zur Anwendung. Bekannt sind Präparate unter den Handelsnamen Valium® oder Tavor®. Diese Medikamente haben keine stimmungsstabilisierenden Effekte, aber sie können helfen, akute Angst- und Unruhezustände zu lindern und z. B. vorübergehend beim Einschlafen helfen. Auch der verzögerte Wirkeintritt von Stimmungsstabilisierern und Antidepressiva kann mit den Anxiolytika und den Antipsychotika überbrückt werden. Wenn Patienten notfallmäßig in einem sehr erregten, einem manischen oder suizidalen Zustand in die Klinik gebracht werden, dann werden diese Medikamente oft am Anfang zur Behandlung eingesetzt, um nach einigen Tagen durch die stimmungsrelevanten Medikamente ersetzt zu werden.

3.5.1 Dauer der medikamentösen Behandlung

Manisch-depressive (bipolare) Erkrankungen begleiten die Betroffenen das ganze Leben. Eine erfolgreiche Behandlung verlangt daher sehr viel von Betroffenen und ihren Familien.

Bei allen Betroffenen gibt es Zeiten, in denen sie der Medikamenteneinnahme überdrüssig sind und es ohne diese Hilfsmittel versuchen wollen. Manche befürchten, abhängig zu werden oder es schon zu sein. Sorgen über die Gesundheit bestimmter Organe (Nieren, Leber) oder auch die Sorgen über den Verlust der Spontanität und der Kreativität lassen die Betroffenen an der Notwendigkeit der Einnahme der Medikamente zweifeln. Subjektiv kommen sich manche Betroffene durch die Dauermedikation kontrolliert, gleichgeschaltet, verändert, ständig an die Krankheit erinnert oder doch nicht hundertprozentig gebessert vor.

Das Weglassen von längerfristig verordneten Medikamenten führt nicht unmittelbar, nicht einmal in den ersten Wochen zu negativen Auswirkungen. Der Schutz besteht noch einige Wochen, gegebenenfalls sogar Monate fort. Das Wiederauftreten einer manischen oder depressiven Phase lässt sich auch nicht genau vorhersagen. Wir wissen nur, dass das Erkrankungsrisiko und die Verletzlichkeit steigen. Nach dem Absetzen von Lithium erleidet jeder zweite Betroffene innerhalb eines halben Jahres einen Rückfall. Nach einem Jahr sind nur noch 2 von 10 Betroffenen ohne neue Krankheitsphase.

Doch nicht nur das Absetzen der Medikamente ist ein häufiges Problem. Auch die unregelmäßige Einnahme und damit das Abweichen von der in der Verschreibung geregelten Dosierung bzw. dem Einnahmeschema kommen häufig vor. Wir kennen diese Abweichungen und Schwankungen bei der Einnahme von Medikamenten auch von anderen chronischen Krankheiten, wie Herz-Kreislauf-Erkrankungen oder Diabetes. Selbst bei der Einnahme der Antibabypille ist dies zu beobachten. Dies kann aus Unvorsicht passieren, etwa wenn am Wochenende die Medikation ausgeht oder aus Nachlässigkeit, weil für den Kurzurlaub zu wenig oder gar keine Medikamente eingepackt wurden. Es gibt immer wieder Betroffene, die sich für einen „Medikamentenurlaub" entscheiden, für ein Wochenende oder über die ganzen Sommerferien hinweg einfach die Medikamente wegzulassen. Es kommt teilweise dann auch vor, dass nach dieser Pause einfach eine erhöhte, beispielsweise verdoppelte Menge der Verordnung eingenommen wird. Erfahrungsgemäß finden diese Entscheidungen ohne die Konsultation des Arztes statt und stellen insgesamt gesehen ein gefährliches Verhalten dar!

Solche eigenmächtigen Abweichungen von der Verordnung wirken sich oft erst mittel- und längerfristig negativ aus. Betroffene fühlen sich in ihrer Sorglosigkeit bestätigt, wenn nach einem dreiwöchigen Urlaub ohne Medikamente nichts passiert ist. Eine Fehleinschätzung! Der verzögerte Medikamenteneffekt bzw. Absetzeffekt beruht auf demselben Mechanismus wie der verzögerte Wirkeintritt, nämlich dass der Blutspiegel der Medikamente sich nur langsam ändert. Es dauert einige Zeit, bis die Wirkung der Medikamente einsetzt bzw. der Schutz durch die Medikation aufgebaut ist. Entsprechend dauert es auch einige Wochen, bis der aufgebaute Schutzschild löchrig wird und schließlich ganz versagt. Nur die zuverlässige Einnahme der Menge der Medikamente nach dem Verordnungsschema baut den Schutz auf und hält die Rückfallprophylaxe aufrecht.

Wir wissen aus verschiedenen Untersuchungen, dass jede neue Krankheitsepisode sich auf das Leben, den Genesungsverlauf, das Ansprechen auf die Behandlung und die Schwere der Symptomatik auswirkt. Zwar haben sich glücklicherweise frühere Befürchtungen nicht bestätigt, dass die Medikamente ihre anfängliche Wirksamkeit mehr und mehr einbüßen, wenn sie abgesetzt werden, aber zu bedenken ist, dass jede Krankheitsepisode ein hohes Schadensrisiko in sich birgt: Suizidversuche, familiäre Belastungen, finanzieller Ruin, Arbeitsplatzverlust usw.

Folgende Aspekte wird ein Arzt bei seinen Überlegungen, die für oder gegen eine Dauermedikation (Stimmungsstabilisierer) sprechen, berücksichtigen:
1. Sind in der Familie bereits ähnliche oder generell psychiatrische Erkrankungen bekannt oder werden vermutet?
2. Begann die bipolare Störung mit einer manischen Phase?
3. Gibt es bereits mehrere (hypo-)manische oder gemischte Phasen?
4. War eine der Krankheitsphasen sehr schwer bzw. wurde durch eine oder mehrere Episoden viel Schaden (beruflich, finanziell, familiär) angerichtet?
5. Liegt das Ersterkrankungsalter recht früh (vor 20 Jahren)?
6. Gab es Episoden mit psychotischen Symptomen (Wahn, Halluzination, Vernachlässigung der Person, starke Verwirrtheit)?
7. Gibt es viele, in kurzen Abständen auftretende Krankheitsepisoden?

Wenn zwei oder mehr dieser Fragen mit „Ja" beantwortet werden, dann ist die Indikation für eine über Jahre gehende Phasenprophylaxe gegeben und es ist vom Absetzen der Medikation abzuraten. Jede Entscheidung bezüglich der Medikation sollte immer mit dem behandelnden Facharzt besprochen und abgestimmt werden.

3.5.2 Weitere wichtige Punkte zur medikamentösen Behandlung

Sogenannte pflanzliche oder homöopathische Mittel sind meist unwirksam, in ihrer Wirkung auf Depression bzw. Manie nicht ausreichend untersucht oder haben gefährliche Nebenwirkungen.

Nehmen wir beispielsweise Johanniskraut, das häufig als pflanzliches Antidepressivum vermarktet wird. Erfahrungsgemäß nehmen die meisten Menschen Johanniskraut in völlig unzureichenden Mengen ein. Die Wirkung ist erst bei einer sehr hohen Dosierung gesichert, die jedoch unbedingt einer ärztlichen Begleitung und Kontrolle bedarf. Selbst pflanzliche Präparate können unerwünschte Wirkungen haben, etwa manische Episoden auslösen.

Manche Betroffene haben den Eindruck, dass die Arznei bei ihnen versagt, weil es trotz korrekter Einnahme der Medikamente zu Stimmungsschwankungen oder gar zu Krankheitsepisoden kommt. Es gelingt bis heute nicht, bei allen Betroffenen eine völlige Symptom- und die Rückfallfreiheit durch die verfügbaren Medikamente zu erreichen. Es wäre daher eine Fehlerwartung, auf eine völlige Symptom- und Rückfallfreiheit zu setzen. Ziel der Phasenprophylaxe ist es, zu bewirken, dass die Krankheitsepisoden seltener auftreten und in ihrer Symptomatik leichter ausfallen. Hat beispielsweise ein Betroffener ohne Medikation früher jährlich eine stark beeinträchtigende Krankheitsphase erlebt, und tritt nun, durch die richtige und konsequent eingenommene Medikation, nur noch alle drei bis vier Jahre eine Krankheitsphase auf, dann führt dies zu einer Steigerung der Lebensqualität und stellt einen Gewinn (beruflich, finanziell, sozial) für den Betroffenen und seine Familie dar.

Lithium, wie auch andere Stimmungsstabilisierer wirken „anti-suizidal". Es ist gut belegt, dass durch die Einnahme der Medikamente die Häufigkeit und die Aufdringlichkeit von Suizidideen, Suizidplänen und Suizidversuchen abnehmen.

Erste Krankheitssymptome bzw. der Verdacht auf erste Krankheitsanzeichen sollten mit den Angehörigen und dem behandelnden Arzt besprochen werden. Oft reichen bereits kleine Anpassungen in der Dosierung der Medikamente bei den ersten Anzeichen von Krankheitsepisoden aus, um eine Eskalation der Symptome zu verhindern und den weiteren Verlauf wieder unter Kontrolle zu bekommen. Es ist wichtig, offen über die eigenen Beobachtungen oder Befürchtungen und auch über die Beobachtungen der Angehörigen zu sprechen. Nur dann gelingt eine gute Zusammenarbeit zum Nutzen der Betroffenen. Häufig ist es auch nicht erforderlich, die Medikamenteneinnahme anzupassen bzw. umzustellen. Wenn offen mit der Erkrankung umgegangen wird, lernen alle Beteiligten zunehmend, mit immer größerer Sicherheit zu beurteilen, ob Handlungsbedarf besteht, ob die Beschwerden wirklich erste Anzeichen einer Krankheitsepisode sind oder nicht.

Wichtig ist auch zu bedenken, dass die Selbsteinschätzung der Betroffenen, deren eigenen Wahrnehmungen und Befürchtungen nicht unbedingt mit der Außenperspektive, also der Einschätzung durch den Arzt bzw. Psychotherapeuten oder auch durch die Angehörigen übereinstimmen muss. Auch hier ist ein offenes Ansprechen und die Klärung der Befürchtungen die richtige und angemessene Reaktion.

3.5.3 Unerwünschte Effekte und Nebenwirkungen der Medikamente

Wie bei allen Medikamenten können auch bei stimmungsstabilisierenden Mitteln unerwünschte, sogenannte Nebenwirkungen auftreten. Es ist dabei zu bedenken, dass verschiedene Menschen auf dasselbe Präparat sehr unterschiedlich reagieren. Manche Nebenwirkungen sind häufig, andere dagegen sehr selten. Viele verspüren allerdings auch keinerlei Nebenwirkungen. Hinzu kommt, dass die Nebenwirkung, die der eine erlebt (z. B. Müdigkeit), für einen anderen Betroffenen sogar hilfreich ist (z. B. wenn der Betroffene unter Schlaflosigkeit leidet).

Ob und welche Nebenwirkungen auftreten, hängt von verschiedenen Faktoren ab, z. B.:

- von der Art und Dosierung der Medikamente,
- von der körperlichen Verfassung (z. B. Wasserverlust an heißen Tagen, starkes Schwitzen, Durchfall),
- vom Alter,
- von weiteren Medikamenten, die parallel eingenommen werden (z. B. Hormonpräparate, harntreibende Mittel),
- von anderen, gleichzeitig bestehenden Erkrankungen.

In Tabelle 1 sind typische Nebenwirkungen für Lithium, Valproinsäure und Carbamazepin aufgeführt. Etwa die Hälfte der Betroffenen, die entsprechende Medikamente einnehmen, berichten irgendwelche Nebenwirkungen. Die Heftigkeit der unerwünschten Effekte ist jedoch sehr unterschiedlich.

Nebenwirkungen sind vor allem dann häufig, wenn die Dosis sehr hoch ist oder Kombinationen von Medikamenten notwendig sind (etwa in der Akutbehandlungsphase). Typischerweise treten viele Nebenwirkungen, wie z. B. Schwindel, Müdigkeit oder leichte Übelkeit, insbesondere zu Beginn der Behandlung auf. Der Körper muss sich erst auf die Medikamente einstellen. In der Regel lassen die Nebenwirkungen nach einiger Zeit nach.

Regelmäßige Kontrollbesuche beim Arzt verhindern das Auftreten ernsthafter Probleme. So kann es beispielsweise zu Problemen mit der Schilddrüse kommen, so dass sich ein Kropf (Struma) bildet. Regelmäßige Kontrollen des Halsumfangs ermöglichen es, dieses Problem zu beobachten und rasch zu reagieren. Weiterhin kann es auch zu einer Gewichtszunahme kommen. Dies ist meist ein Zeichen für Umstellungsprobleme des Körpers und geht auf Wassereinlagerungen zurück. Lithium führt allerdings zu vermehrtem Durstempfinden. Wenn der Durst primär durch kalorienhaltige Getränke gestillt wird, kann dies dann zu einer Gewichtszunahme führen. In diesem Fall sind Verhaltensänderungen notwendig, etwa Mineralwasser oder ungesüßten Tee statt Cola zu trinken.

Die in Tabelle 1 aufgelisteten Nebenwirkungen sollen nicht erschrecken. Bei fast allen Medikamenten, selbst bei den frei verkäuflichen Präparaten, finden Sie ähnliche und gleich viele Nebenwirkungen im Beipackzettel beschrieben. Die Firmen sind verpflichtet, auch sehr seltene, und daher sehr unwahrscheinliche Beobachtungen aufzulisten.

Treten Nebenwirkungen auf, gibt es verschiedene Möglichkeiten, damit umzugehen. Manchmal reicht die ärztliche Erklärung und Beruhigung aus. Oft

Tabelle 1: Unerwünschte Wirkungen (Nebenwirkungen) von stimmungsstabilisierenden Medikamenten

Lithium	Carbamazepin	Valproinsäure
– Leichtes Zittern, Magenbeschwerden (Völlegefühl, Übelkeit, Durchfall) – Vermehrter Durst, vermehrtes Wasserlassen – Konzentrationsschwierigkeiten – Müdigkeit, Muskelschwäche – Gewichtszunahme – Schilddrüsenprobleme (Kropf), Nierenprobleme, Hautprobleme – Zeitlich begrenzter Haarausfall – Subjektiver Verlust von Produktivität und schöpferischer Kraft – Lithiumvergiftung möglich: starkes Zittern, Übelkeit, Erbrechen, Durchfall, Schwindel, verwaschene Sprache, Muskelzuckungen, Bewegungsunsicherheiten, Schreibkrampf, Krampfanfälle – Schwangerschaft: Missbildungen möglich	– Müdigkeit, Benommenheit – Erschöpfungsgefühl – Schwindelgefühl – Kopfschmerzen – Verschwommenes Sehen, Übelkeit, Erbrechen – Appetitmangel – Hautveränderungen (z. B. allergische Reaktionen, Sonnenempfindlichkeit) – Abnahme der weißen Blutkörperchen – Veränderungen der Leberwerte – Gefahr der reduzierten Wirkung der „Pille" (Empfängnisverhütung) – Sehr selten: Verringerung der Anzahl weißer Blutkörperchen – Schwangerschaft: Missbildungen möglich	– Übelkeit, Erbrechen – Durchfall, Müdigkeit – Zittern – Gewichtszunahme – Haarausfall – Veränderungen in den Leberwerten – Sehr selten: Leberschaden – Veränderungen des Blutbilds – Schwangerschaft: Missbildungen möglich

hilft es schon, die Tagesdosis abends vor dem Schlafengehen zu nehmen oder die Tagesdosis zu verteilen, also auf mehrere kleinere Mengen über den Tag hinweg einzunehmen. Natürlich ist auch die Umstellung auf ein anderes Medikament eine Option, welche jedoch erst nach der Einnahme eines Präparats über einige Wochen hinweg erwogen und vorgenommen werden sollte.

Es ist für Betroffene wichtig, mögliche Nebenwirkungen ihres Medikamentes zu kennen, um angemessen damit umzugehen und darauf gegebenenfalls reagieren zu können. Glücklicherweise kommt es bei regelmäßiger Einnahme entsprechend der ärztlichen Verordnung und unter ärztlicher Kontrolle sehr selten zu ernsthaften Problemen. Und in den meisten Fällen, kommt es, wie gesagt, zu überhaupt keinen Nebenwirkungen!

Alle Fragen, die im Zusammenhang mit einer geplanten (oder auch ungeplanten) Schwangerschaft, mit Phasen der Medikamentenfreiheit während einer bestimmten Schwangerschaftsphase und mit dem Stillen bei Einnahme von Stimmungsstabilisierern usw. auftreten, sollten Sie rechtzeitig mit dem behandelnden Arzt besprechen.

3.6 Psychotherapie und Psychoedukation

Die Frage, ob Psychoedukation und Psychotherapie bei manisch-depressiven (bipolaren) Erkrankungen sinnvoll sind, hängt davon ab, was man sich unter Psychotherapie genau vorstellt und welche Erwartungen man damit verbindet.

Erhoffen sich Betroffene von einer Psychotherapie, dass dadurch die Einnahme von Medikamenten überflüssig wird, dann muss diese Hoffnung enttäuscht werden, denn das kann Psychotherapie nicht leisten. Ebenso wird sich die Erwartung, dass es durch eine Psychotherapie nie wieder zu einem Rückfall bzw. einer neuen Krankheitsepisode kommen wird, nicht erfüllen.

Wenn es aber das Ziel ist, seltener zu erkranken, seltener bzw. weniger heftige depressive bzw. (hypo-)manische Phasen, also lange symptomfreie Zeiten zu erleben, dann ist Psychotherapie gerade bei bipolaren Störungen sinnvoll und erfolgreich. Auch wenn es darum geht, besser mit den Stimmungsschwankungen, den depressiven bzw. (hypo-)manischen Episoden umzugehen, sie rechtzeitig zu bemerken und dagegen anzusteuern, ist Psychotherapie eine geeignete Form der Intervention. Außerdem kann Psychotherapie helfen, anders mit Belastungen und Stress umzugehen und zwischenmenschliche Konflikte bzw. deren Eskalationen zu vermeiden.

Erreicht werden soll dies
- durch klare, offene und wissenschaftlich begründete Informationen über die manisch-depressive Erkrankung, deren Ursachen und deren Verlauf,
- durch konkrete Hilfen bei der Selbstbeobachtung und Selbstkontrolle der Stimmungsschwankungen und möglicher zu heftiger Auslenkungen,
- durch das Erkennen von Frühsymptomen und anderer Warnzeichen,
- durch Stressreduktion und eine verbesserte Lebens- und Alltagsgestaltung,
- durch einen stabilen und festen Schlaf-Wach-Rhythmus sowie
- durch den Einbezug von Angehörigen, Partnern und Familie.

Psychoedukation und Krankheitsinformation

Sie, als Betroffener oder Angehöriger haben das Recht auf eine umfassende, wiederholte und vor allem verständliche Information über die manisch-depressive Erkrankung, den Krankheitsverlauf, die kurz- und längerfristigen Auswirkungen, die Risiken für die Familie und Kinder, die Behandlungsmöglichkeiten, die Behandlungseffekte, die Ursachen der Erkrankung und über neue Erkenntnisse zur Erkrankung. Es sollte daher selbstverständlich sein, dass Ihr behandelnder Arzt oder das Klinikpersonal Sie informiert, zu Gruppen- bzw. Familiengesprächen einlädt und den Informationsaustausch unter Betroffenen anregt.

Es gibt inzwischen zahlreiche Broschüren, Informationsblätter und Bücher für Patienten zu bipolaren Störungen oder auch Erfahrungsberichte, Internet- und Fernsehberichte von Betroffenen, denen Sie wertvolle Hinweise über die Erkrankung und deren Behandlung entnehmen können (vgl. hierzu auch die Literaturhinweise im Anhang des Ratgebers). Auch dieser Ratgeber soll zur Psychoedukation und Aufklärung dienen.

Psychoedukation findet häufig während einer stationären Behandlungsphase statt, wenn die medikamentöse Therapie verstärkt, verändert oder neu begonnen werden soll. Zur Psychoedukation können unter anderem Schaubilder, Materialien und Selbstbeobachtungsprotokolle (vgl. Arbeitsblatt 1 im Anhang auf Seite 59/60) eingesetzt werden. So können z. B. auch die Abbildung 1 (vgl. Seite 25) und die Abbildung 2 (vgl. Seite 32) zur Illustration verwendet werden, um die Ursachen und Risikofaktoren der bipolaren Erkrankung sowie die Behandlungsphasen und Behandlungsziele darzustellen. Auch die Tabelle 1 (vgl. Seite 45) sowie die Tabelle 2 (vgl. Seite 52) zu den Nebenwirkungen von Medikamenten sowie zu den Frühwarnsymptomen depressiver bzw. manischer Phasen können zur Information und Aufklärung herangezogen werden. Diese Informationsmaterialien sollten durch einen Erfahrungsaustausch, durch Erfahrungsberichte und das offene Ansprechen von Problemen ergänzt werden.

Die Grenze zwischen Psychoedukation (Aufklärung und Information) und Psychotherapie ist fließend. Psychotherapie umfasst immer auch Psychoedukation und nutzt diese als Grundlage, um darauf aufbauend intensiv und ausführlich auf den einzelnen Betroffenen und dessen Schwierigkeiten, Lebenssituation und Probleme einzugehen sowie bei deren Bewältigung konkret und praktisch zu helfen. Ziel von Psychotherapie ist immer die Hilfe zur Selbsthilfe.

Psychotherapie – Inhalte und Themen

Die (meist ambulante) Psychotherapie begleitet die Betroffenen durch die euthymen (gesunden), depressiven und (hypo-)manischen Phasen. Eine Psychotherapie umfasst meist die folgenden Elemente, die je nach Patient und Symptomatik unterschiedlich gewichtet werden können:

– *Themenblock 1:* Lebens- und Krankheitsgeschichte, Motivation und Information: Was kann mir diese Therapie zusätzlich bringen? Was bedeutet manisch-depressiv für mich, für andere, für meine Kinder? Was bringen mir Medikamente? Was muss ich als Betroffener bzw. als Angehöriger über die Krankheit und die Medikamente wissen? Gibt es einen Zusammenhang von Lebenssituation, Stress, Verhalten, Umgang mit der Krankheit und dem Auftreten von Krankheitsepisoden?
– *Themenblock 2:* Problemanalyse, Selbstbeobachtung und Aufbau eines Frühwarnsystems: Wie erkenne ich Stimmungsschwankungen? Was sind Warnhinweise für erneute depressive und (hypo-)manische Episoden? Selbstbeobachtung und *Erkennen des Einwirkens von Alltagsereignissen auf den Stimmungsverlauf.* Differenzierung zwischen normalem Befinden und auffälligen Stimmungsschwankungen.
– *Themenblock 3:* Verhalten und Denken in der Depression und Manie erkennen und beeinflussen: Alltagsgestaltung, Schlaf-Wach-Rhythmus, Belastungsregulation, Life-Balance, Vermeiden von Zuviel und Zuwenig.

Erkennen und Verändern von negativen bzw. wenig hilfreichen, dysfunktionalen Gedanken.

- *Themenblock 4:* Emotionen und Impulse kontrollieren: Emotionen wahrnehmen und unterscheiden lernen; körperliche Empfindungen, Denken und Verhalten bestimmter Emotionen; Emotionsregulation trainieren, Impulse und impulsive Handlungen steuern lernen.
- *Themenblock 5:* Neue Fertigkeiten erlernen: Wie verhalte ich mich sozial geschickt? Wie gehe ich mit meiner Familie um? Wodurch kommt es immer wieder zu Konflikten und Eskalationen (Streitereien)? Was zeichnet ein erfolgreiches Problemlöseverhalten aus? Wie kann ich gelassener (achtsamer) werden? Welche Formen des Stressmanagements gibt es?
- *Themenblock 6:* Einbezug von Angehörigen und Familie: Neben der Psychoedukation und Information geht es hier vor allem um Interaktions- und Kommunikationsverhalten. Was machen wir falsch? Wie sieht eine geschickte, weniger feindselige, weniger kritische Kommunikation aus?
- *Themenblock 7:* Rückfallprophylaxe und Notfallplanung: Was mache ich im Notfall, wenn ich das Gefühl habe, dass es wieder mit einer Depression oder Manie losgeht?

Psychotherapie kann als Einzeltherapie, als Gruppentherapie oder auch als Familientherapie durchgeführt werden. Im stationären Rahmen werden die Themen meist zusammen mit mehreren Betroffenen in einer Gruppe bearbeitet. Bei jugendlichen Patienten herrscht die Familientherapie vor. Im ambulanten Rahmen werden Psychotherapien meist als individuelle Therapien unter Einbezug von Partnern und Angehörigen durchgeführt.

Eine Psychotherapie sollte bei akut manischen oder depressiven Symptomen oder gar bei einem notwendigen Klinikaufenthalt nicht abgebrochen werden. Eine Psychotherapie, insbesondere die Therapieelemente aus den Themenblöcken 2 bis 5 (siehe oben) helfen auch dabei, eine akute Depression bzw. Hypomanie zu überwinden. So kann eine weitere Eskalation der Beschwerden verhindert und eine stationäre Behandlung evtl. vermieden werden. Oft fallen notwendige Klinikaufenthalte durch eine begleitende Psychotherapie viel kürzer aus, wodurch auch die Fortführung der ambulanten Behandlung möglich wird.

Eine Psychotherapie bei bipolaren Störungen erstreckt sich üblicherweise nach einer sechsmonatigen intensiven Phase mit wöchentlichen oder vierzehntägigen Kontakten meist über weitere 1,5 bis 2 Jahre, in denen die Kontakte dann seltener, meist monatlich, stattfinden, aber in Krisen- und Risikosituationen problemlos wieder intensiviert werden können. Insgesamt kommt es in dieser Zeitspanne meist zu 45 bis 50 Therapiesitzungen, deren Kosten in der Regel von den Krankenkassen übernommen werden. Eine enge Kooperation zwischen dem behandelnden Arzt (meist Psychiater) und dem Psychotherapeuten sowie den Angehörigen ist wichtig und zum Nutzen der Betroffenen.

3.7   Möglichkeiten der Selbsthilfe

Neben dem Wissen über die manisch-depressive Erkrankung und die Notwendigkeit der (dauerhaften) Medikation stellt die regelmäßige und aufmerksame Selbstbeobachtung eine wichtige Selbsthilfestrategie dar. Dadurch können Betroffene ein Gespür dafür entwickeln, wann es ihnen gut geht (euthymer Zustand) und wann die Stimmungsschwankungen zu Vorzeichen für eine mögliche Krankheitsphase werden.

Selbstbeobachtung

Viele Betroffene erleben es als hilfreich, durch die tägliche Beobachtung der Stimmung und des Schlafes, der Medikamenteneinnahme und der Tagesereignisse mehr Sicherheit zu erlangen.

Arbeitsblatt 1 im Anhang des Ratgebers (vgl. Seite 59/60) stellt eine Vorlage für ein Stimmungstagebuch zur Verfügung. Diese Vorlage kann erweitert und an die individuellen Bedürfnisse angepasst werden.

Prinzipiell ist das Sammeln dieser Informationen auch über ein Smartphone oder andere elektronische Hilfen möglich. Die Aufgabe besteht darin, täglich abends oder morgens (idealerweise möglichst immer zur gleichen Zeit) die Fragen zu beantworten und die Angaben im Protokoll einzutragen.

Am Ende einer Woche können dann die Schwankungen im Befinden über die Tage hinweg analysiert und evtl. auf einem separaten Blatt Papier notiert werden. So ergibt sich der wöchentliche Verlauf der verschiedenen

Aspekte der Stimmung. Im Stimmungstagebuch sollten auch mögliche Ereignisse an den verschiedenen Tagen (z. B. „zu wenig Schlaf", „Tabletten vergessen", „Konflikte mit der Tochter" oder „Wurde wegen zu schnellem Fahren zu einer Geldbuße verurteilt") notiert werden. So wird nach einer Woche bei der Analyse der Daten leicht ein Zusammenhang zwischen Ereignissen und Stimmungsschwankungen erkennbar. Außerdem kann so auch ein Gespür dafür entwickelt werden, in welchem Ausmaß Stimmungsschwankungen auftreten können, ohne dass diese gleich als Kennzeichen für eine heftige Krise oder gar den Beginn einer Krankheitsepisode zu werten sind.

Merke:

Es ist wichtig, diese Selbstbeobachtungen über mehrere Wochen oder noch besser über mehrere Monate fortzuführen. Dadurch können Störungen bzw. belastende Ereignissen bewusster wahrgenommen werden. Man entwickelt so mehr Sicherheit und Gelassenheit gegenüber einzelnen Symptomen und Stimmungsveränderungen. Außerdem gelingt es so auch rascher, gegensteuernde Maßnahmen zu ergreifen, z. B. die Medikamente wieder regelmäßig einzunehmen oder auf eine bessere Life-Balance zu achten.

Frühwarnzeichen wahrnehmen

Tabelle 2 stellt häufig berichtete Frühsymptome und Frühwarnzeichen für den Beginn einer depressiven bzw. einer (hypo-)manischen Episode zusammen.

Diese Auffälligkeiten sollen helfen, die persönlichen Frühwarnzeichen einzugrenzen. Jeder Betroffene erlebt andere Anzeichen. Diese zu erkennen und im Alltag wahrzunehmen ist eine wichtige Aufgabe. Eine Hilfe dafür stellen das Stimmungstagebuch (vgl. Anhang, Seite 59/60) und andere Formen der Selbstbeobachtung dar. In einer Psychotherapie stellt die Erarbeitung einer Liste persönlicher Frühwarnzeichen für depressive und für (hypo-)manische Phasen ein wichtiges Element dar, um das Therapieziel, nämlich die Krankheitsphasen hinauszuschieben und seltener zu machen sowie Risikosituationen in den Griff zu bekommen, zu erreichen.

Tabelle 2: Frühwarnzeichen depressiver und manischer Episoden

Typische Frühwarnzeichen für depressive Phasen	Typische Frühwarnzeichen für (hypo-)manische Phasen
– Ich sagte Verabredungen ab – Ich fragte mich immer wieder nach dem Sinn dessen, was ich tat – Es fiel mir schwer, morgens aufzustehen – Ich bevorzugte schwarze und graue Kleidungsstücke – Mir war egal, wie ich aussah – Alles war irgendwie anstrengender – Ich hatte weniger Appetit – Ich schlief mehr als normalerweise – Ich vernachlässigte meine Arbeit – Viele Dinge waren mir plötzlich gleichgültiger – Vieles, worüber andere so redeten, kam mir so banal, unwichtig vor – Ich dachte, mein Leben sei ein einziger Fehlschlag – Ich dachte häufiger darüber nach, ob das Leben noch einen Sinn hat – Ich vermied bestimmte Dinge (z.B. andere zu treffen, auszugehen) – Abends war ich froh, dass der Tag endlich vorbei war – Ich redete leiser als gewöhnlich	– Ich hatte Schwierigkeiten, still zu sitzen – Ich fuhr schneller Auto – Andere nervten mich, weil sie so langsam, begriffsstutzig waren – Ich wollte mehr erleben, weil alles so langweilig erschien – Ich trug farbigere, grellere Kleidung oder schminkte mich stärker – Ich hörte lauter Musik als sonst – Ich aß schneller als gewöhnlich – Ich dachte „Ich kann alles schaffen" – Ich schlief weniger als normalerweise – Ich begann Sachen, die ich nicht beendete – Ich gab mein Geld freizügiger aus – Ich traf Entscheidungen schneller – Ich feierte mehr – Ich masturbierte häufiger – Ich interessierte mich mehr für Sex als sonst – Andere Leute erschienen mir so langsam in dem, was sie tun

Selbsthilfegruppen

Eine weitere gute Möglichkeit zur Selbsthilfe ist der Besuch einer Selbsthilfegruppe. Diese werden teilweise von ausgebildeten Fachleuten angeleitet, meist aber von Betroffenen selbst gestaltet. Es ist in den letzten Jahren eine erfreuliche Zunahme von Selbsthilfegruppen in allen Regionen zu verzeichnen. Adressen von Selbsthilfegruppen finden Sie auf der Website der

Deutschen Gesellschaft für bipolare Störungen (www.dgbs.de). Betroffene, Angehörige und Mitglieder von Selbsthilfegruppen können zusammen mit Therapeuten und Wissenschaftlern Mitglied in dieser Fachgesellschaft (DGBS) werden und sich auf dem jährlichen Fachkongress austauschen.

Anhang

Literatur

Deutsche Gesellschaft für Bipolare Störungen (2006). *Weißbuch Bipolare Störungen in Deutschland. Stand des Wissens, Defizite, Was ist zu tun?* Dresden: DGBS (www.dgbs.de).

Hautzinger, M. & Meyer, T. D. (2011). *Bipolar affektive Störungen.* Göttingen: Hogrefe.

Jamison, K. R. (1997). *Meine ruhelose Seele.* München: Bertelsmann.

Meyer, T. D. (2005). *Manisch-Depressiv. Was Betroffene und Angehörige wissen sollten.* Weinheim: Beltz.

Meyer, T. D. & Hautzinger, M. (2013). *Manisch-depressive Störungen* (2., neu bearbeitete Auflage). Weinheim: Beltz.

Arbeitsblatt

Arbeitsblatt: Stimmungstagebuch[1]

1

Bitte schätzen Sie jede Aussage zwischen 0 (trifft überhaupt nicht zu) bis 100 (trifft vollkommen zu) ein. Die Zahl soll beschreiben, wie Sie sich in den letzten 24 Stunden gefühlt haben. Eventuell gab es Schwankungen über die Zeit hinweg, aber versuchen Sie dennoch eine grobe Einschätzung. Bitte beantworten Sie auch die anderen Fragen täglich.

Heute hatte ich kaum Appetit	0-----------------------100
Heute hatte ich Mühe, mich zu konzentrieren	0-----------------------100
Heute war ich deprimiert/niedergeschlagen	0-----------------------100
Heute war alles anstrengend für mich	0-----------------------100
Heute dachte ich, mein Leben ist ein einziger Fehlschlag	0-----------------------100
Heute hatte ich Angst	0-----------------------100
Heute habe ich schlecht geschlafen	0-----------------------100
Heute war ich traurig	0-----------------------100
Heute konnte ich mich zu nichts aufraffen	0-----------------------100
Heute war ich ungewöhnlich erregt oder überdreht	0-----------------------100
Heute rasten meine Gedanken	0-----------------------100
Heute war ich sehr reizbar	0-----------------------100
Heute war ich extrem aktiv und mit vielen Dingen beschäftigt	0-----------------------100
Heute war ich sehr leicht ablenkbar, verlor ständig den Faden	0-----------------------100
Heute brauchte ich kaum Schlaf und hatte kein Schlafbedürfnis	0-----------------------100
Heute redete ich deutlich mehr oder schneller	0-----------------------100
Heute glaubte ich, ganz besondere Fähigkeiten zu haben	0-----------------------100
Heute konnte ich nicht still sitzen und fühlte mich getrieben	0-----------------------100

---

1   in Anlehnung an Hautzinger und Meyer (2011) sowie Meyer und Hautzinger (2013)

Schlafenszeiten: von _____ bis _____

                   Wie viele Stunden? _____

Ereignisse (Arbeit, Familie, sonst?):

_____

_____

_____

_____

Medikamente: ☐ korrekt eingenommen

                ☐ weniger als verordnet eingenommen

                ☐ nicht eingenommen

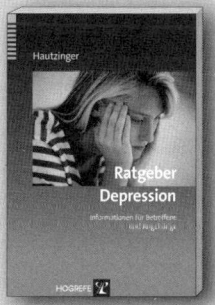

Martin Hautzinger

Ratgeber Depression

Informationen für Betroffene und Angehörige

(Ratgeber zur Reihe: »Fortschritte der Psychotherapie«, Band 13)
2006, 75 Seiten, Kleinformat, € 8,95 / CHF 13,50
■ ISBN 978-3-8017-1879-4
@ E-Book € 7,99 / CHF 11,99

Der Ratgeber klärt über die Beschwerden und das Krankheitsbild der Depression, die Ursachen und die Behandlungsmöglichkeiten auf. Außerdem werden Selbsthilfemöglichkeiten vorgestellt. Er hilft dabei, die eigene Krankheit bzw. die Krankheit eines Angehörigen oder Freundes besser zu verstehen.

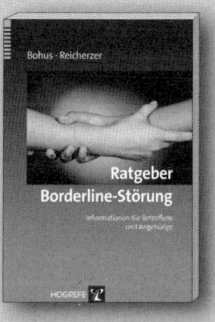

Martin Bohus · Markus Reicherzer

Ratgeber Borderline-Störung

Informationen für Betroffene und Angehörige

(Ratgeber zur Reihe »Fortschritte der Psychotherapie«, Band 24)
2012, 125 Seiten, Kleinformat, € 14,95 / CHF 21,90
■ ISBN 978-3-8017-1790-2
@ E-Book € 12,99 / CHF 17,99

Der Ratgeber informiert über die verschiedenen Symptome und Ausprägungen von Borderline-Störungen und klärt über Behandlungsmöglichkeiten auf.

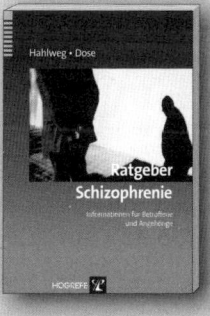

Kurt Hahlweg · Matthias Dose

Ratgeber Schizophrenie

Informationen für Betroffene und Angehörige

(Ratgeber zur Reihe »Fortschritte der Psychotherapie«, Band 10)
2005, 88 Seiten, Kleinformat, € 9,95 / CHF 14,90
■ ISBN 978-3-8017-1805-3
@ E-Book € 8,99 / CHF 12,99

Der Ratgeber leistet Hilfestellung zum besseren Verständnis der schizophrenen Psychosen und will Betroffenen und deren Familien Rat, Hilfe und Perspektiven zur besseren Bewältigung der Krankheit und ihrer Folgen aufzeigen.

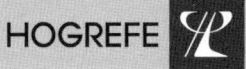

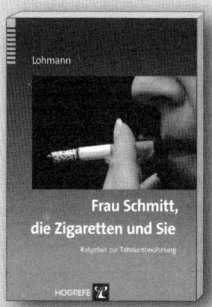

Bettina Lohmann

Frau Schmitt, die Zigaretten und Sie

Ratgeber zur Tabakentwöhnung

(Ratgeber zur Reihe »Fortschritte der Psychotherapie«, Band 18)
2009, 72 Seiten, Kleinformat, € 9,95 / CHF 14,90
∎ ISBN 978-3-8017-2001-8
@ E-Book € 8,99 / CHF 12,99

Dieser Ratgeber frischt durch ein Quiz das Wissen zum Thema Rauchen auf und erzählt die Geschichte von Frau Schmitt, die sich das Rauchen abgewöhnt. Angeregt durch die Erfahrungen von Frau Schmitt erhält der Leser zehn konkrete Tipps zur Tabakentwöhnung, die eine Veränderung des Rauchverhaltens unterstützen.

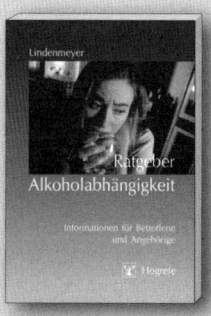

Johannes Lindenmeyer

Ratgeber Alkoholabhängigkeit

Informationen für Betroffene und Angehörige

(Ratgeber zur Reihe »Fortschritte der Psychotherapie«, Band 1)
2004, 56 Seiten, Kleinformat, € 7,95 / CHF 11,90
∎ ISBN 978-3-8017-1760-5
@ E-Book € 6,99 / CHF 9,99

Der Ratgeber soll dabei helfen, dass Betroffene selbst sich ein qualifiziertes Urteil über ihre eigene Situation bilden, die verschiedenen Formen und die Entstehung der Alkoholabhängigkeit besser verstehen sowie einen gangbaren Ausweg aus ihrer Situation finden können.

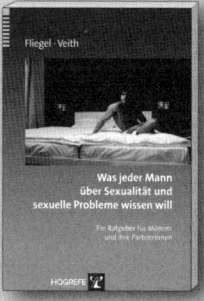

Steffen Fliegel · Andreas Veith

Was jeder Mann über Sexualität und sexuelle Probleme wissen will

Ein Ratgeber für Männer und ihre Partnerinnen

(Ratgeber zur Reihe »Fortschritte der Psychotherapie«, Band 22)
2010, 89 Seiten, Kleinformat, € 12,95 / CHF 18,90
∎ ISBN 978-3-8017-2148-0
@ E-Book € 10,99 / CHF 16,99

Der Ratgeber informiert Männer jeden Alters sowie ihre Partnerinnen über alle Facetten der befriedigenden und vor allem der von Problemen belasteten Sexualität. Er gibt zahlreiche Tipps, wie Probleme im Sexualleben bewältigt werden können.

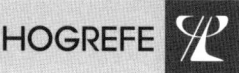

HOGREFE